Arpit Sikri
Vidushi Saxena

Genética e investigação periodontal

Arpit Sikri
Vidushi Saxena

Genética e investigação periodontal

ScienciaScripts

Imprint
Any brand names and product names mentioned in this book are subject to trademark, brand or patent protection and are trademarks or registered trademarks of their respective holders. The use of brand names, product names, common names, trade names, product descriptions etc. even without a particular marking in this work is in no way to be construed to mean that such names may be regarded as unrestricted in respect of trademark and brand protection legislation and could thus be used by anyone.

Cover image: www.ingimage.com

This book is a translation from the original published under ISBN 978-620-2-00994-2.

Publisher:
Sciencia Scripts
is a trademark of
Dodo Books Indian Ocean Ltd. and OmniScriptum S.R.L publishing group

120 High Road, East Finchley, London, N2 9ED, United Kingdom
Str. Armeneasca 28/1, office 1, Chisinau MD-2012, Republic of Moldova, Europe
Printed at: see last page
ISBN: 978-620-7-95640-1

DEDICADO

TO

A MINHA FAMÍLIA

ÍNDICE DE CONTEÚDOS

RECONHECIMENTO

Curvo-me perante o Todo-Poderoso, com reverência, humildade e gratidão pelas inúmeras e graciosas bênçãos que me foram concedidas e que me deram a inspiração e o entusiasmo para percorrer o caminho da vida.

Considero ser o meu maior privilégio e honra dever a minha imensa gratidão e respeito ao meu estimado e venerado professor e guia, **Dr. Akshey Sharma,** Professor e Diretor do Departamento de Prostodontia Oro-Maxilo-Facial, Coroa e Ponte e Implantologia Oral, Dasmesh Institute of Research and Dental Sciences, Faridkot, pela sua orientação inestimável e encorajamento inabalável ao longo deste estudo. A sua sabedoria, conhecimentos e compromisso com os mais elevados padrões inspiraram-me e motivaram-me ao longo do meu curso de pós-graduação.

É com orgulho que tenho o privilégio de reconhecer, com um profundo sentido de gratidão e devoção, o grande interesse pessoal e a inestimável orientação que me foi prestada pelo meu estimado e venerado co-orientador, **Dr. Pradeep Bansal,** Professor, Departamento de Prótese Oro-Maxilo-Facial, Coroa e Ponte e Implantologia Oral, Dasmesh Institute of Research and Dental Sciences, Faridkot, pela sua imensa ajuda e orientação durante o estudo. Sem a sua notável visão e orientação meticulosa no planeamento, trabalho e avaliação crítica do trabalho, este meu esforço não teria sido frutífero.

Um agradecimento muito especial ao **Dr. Poonam Bali,** Leitor, Departamento de Prostodontia Oro-Maxilo-Facial, Coroa e Ponte e Implantologia Oral, Dasmesh Institute of Research and Dental Sciences, Faridkot, pela sua orientação inestimável, apoio e encorajamento constantes, disponibilidade para prestar uma ajuda generosa, atenção meticulosa aos detalhes e participação ativa nesta dissertação.

Estou imensamente grato ao **Dr. Rajnish Bansal,** Leitor, Departamento de Prótese Oro-Maxilo-Facial, Coroa e Ponte e Implantologia Oral, Instituto Dasmesh de Investigação e Ciências Dentárias, Faridkot, pela sua orientação inestimável, pela sua atitude sempre útil e encorajadora.

Estou imensamente grato ao **Dr. Gagandeep Chahal**, Professor Sénior, Departamento de Prostodontia Oro-Maxilo-Facial, Coroa e Ponte e Implantologia Oral, Dasmesh Institute of Research and Dental Sciences, Faridkot, pela sua orientação inestimável, pela sua atitude sempre útil e encorajadora.

Expresso a minha sincera gratidão à **Dr.ª Rajnanda Khuller**, Professora Sénior, Departamento de Prótese Oro-Maxilo-Facial, Coroa e Ponte e Implantologia Oral, Dasmesh Institute of Research and Dental Sciences, Faridkot, pelo seu constante feedback positivo, apreciação e ajuda persistente.

É com imenso prazer que tenho a oportunidade de expressar a minha sincera gratidão ao meu respeitado Diretor **Dr. S.P.S Sodhi,** Dasmesh Institute of Research and Dental Sciences, Faridkot, pela permissão e orientação durante a realização deste projeto.

As palavras da literatura não são suficientes para agradecer aos meus venerados pais, **Dr. Vimal K Sikri e Dr. Poonam Sikri,** pelo seu amor e carinho eternos. As suas bênçãos iluminaram sempre o meu caminho durante todas as etapas da minha vida. Quero agradecer ao meu irmão mais velho, **Dr. Ankit Sikri**, e à bhabhi, Dra.

Annupriya Sikri, o amor, o encorajamento, a alegria e a gentileza que me deram e que tornaram o meu trabalho muito mais leve.

É com grande prazer que agradeço aos meus colegas **Dr. Aditi Ghai**, **Dr. Vikram, Dr. Rahul, Dr. Jitender e Dr. Amul** o seu apoio constante e a sua disponibilidade permanente para levar a cabo este projeto com êxito.

Por último, mas não menos importante, estou também grato aos meus amigos mais jovens, **Dr. Manpreet, Dr. Asmita e Dr. Shabnam,** pela sua ajuda na realização bem sucedida desta dissertação.

Este estudo exigiu um esforço conjunto de muitas mentes para a sua conclusão bem sucedida. Assim, aproveito esta oportunidade para agradecer as contribuições de todos aqueles cujos nomes me escaparam, mas que ajudaram a tornar esta dissertação viável.

Obrigado a todos

Dr. Arpit Sikri

1. INTRODUÇÃO

A arte e a ciência da periodontologia clínica estão intimamente ligadas à investigação fundamental para responder às questões fundamentais não resolvidas da patogénese da doença periodontal, da suscetibilidade individual do hospedeiro, das relações entre infecções periodontais e saúde sistémica e da bioengenharia das últimas estruturas periodontais e ósseas alveolares.

Evidências recentes indicam que temos de mudar a forma como pensamos sobre a etiologia da patogénese da doença periodontal. Embora as bactérias sejam um fator necessário na equação, a reação do sistema imunoinflamatório do hospedeiro é parcialmente responsável pela maior parte da destruição encontrada na doença periodontal. Assim, faz sentido que uma série de factores ambientais e adquiridos possam modificar o risco de um doente desenvolver doença periodontal, sendo estes factores designados por factores de risco. Quando se consideram as influências genéticas na doença periodontal ou nas medidas periodontais, é importante considerar os factores genéticos num sentido lato para medir adequadamente e incluir factores de risco que possam ter uma componente genética ou que se agrupem em famílias por razões não genéticas.

Johnson et al (1988) reconheceram que uma má higiene oral, por si só, não pode ser responsável por uma doença periodontal destrutiva grave e que certos indivíduos têm um risco relativamente elevado de destruição periodontal e que esse risco está parcialmente sob controlo genético.

Os estudos genéticos, como a análise de segregação, os estudos de ligação, a heterogeneidade genética, os estudos de gémeos e os estudos de associação, são fundamentais para analisar o papel da genética na doença periodontal. O penúltimo objetivo destes estudos é identificar e localizar os genes responsáveis por uma determinada doença. Até à data, a maioria destes estudos tem-se centrado no início precoce/formas agressivas da doença periodontal.

As doenças periodontais agressivas (doenças pré-púberes, juvenis e rapidamente progressivas), por exemplo, têm uma forte componente genética. Recentemente, foi demonstrado que uma combinação de dois polimorfismos no gene da interleucina-1 (IL-1) está associada a uma forma grave de periodontite agressiva. Nas populações testadas até à data, um doente com genótipo positivo tem até 20 vezes mais probabilidades de desenvolver periodontite agressiva abaixo dos 40 anos de idade do que um doente com genótipo negativo.

Também estão em foco vários aspectos da resposta periodontal, sendo as variações observadas moduladas pelo fenótipo genético do indivíduo.

Massimo De Sanctis et al (2000) demonstraram que a expressão do genótipo não afectou a resposta ao tratamento com GTR ao fim de 1 ano, mas teve um grande impacto na estabilidade a longo prazo (ano 4).

Durante a última década, estamos a aprofundar as bases moleculares e a integrá-las com as modalidades de tratamento atualmente utilizadas, onde reside o futuro do tratamento periodontal ótimo. Para este efeito, a área da engenharia genética, juntamente com a aplicação da tecnologia do ADN recombinante e os seus vários aspectos, oferece as perspectivas mais interessantes. São necessários mais estudos sobre os modos e as utilizações da transferência de genes para ultrapassar as actuais deficiências desta tecnologia.

Um diagnóstico preciso garante decisões terapêuticas óptimas e deu um salto tecnológico gigantesco com o advento das aplicações de fenótipos genéticos na área das investigações microbianas. As sondas de ácido nucleico na avaliação de agentes patogénicos periodontais têm uma precisão muito superior às técnicas convencionais que têm sido utilizadas até agora. A investigação está em curso, para aumentar o espetro patogénico ao qual estes testes podem ser aplicados.

Esta dissertação da biblioteca concentra-se nos estudos que visaram identificar, caraterizar e compreender as relações gene-doença e as contribuições ambientais, identificando vias de expressão genética; integrando-as em novas intervenções e elucidando alvos para a prevenção e terapia das doenças periodontais.

2. REVISÃO GERAL

GENÉTICA :

É o ramo das ciências biológicas que se ocupa da transmissão de caracteres dos pais para os descendentes. O termo genética foi cunhado por Batesen em 1906. Deriva da palavra grega "gene". (Gene = 'tobecome').

HISTÓRIA DA GENÉTICA :

A compreensão da genética humana deve-se ao trabalho do monge austríaco Gregor Mendel que, em 1865, apresentou os resultados das suas experiências de reprodução com ervilhas de jardim. Na sua essência, o trabalho de Mendel pode ser considerado como a descoberta dos genes e da forma como estes são herdados. O termo "mendeliano" é atualmente aplicado tanto aos diferentes padrões de hereditariedade apresentados pelas características de um único gene, como às doenças que se descobriu serem devidas a defeitos num único gene. Com base nas experiências de Mendel com plantas, foram estabelecidos três princípios fundamentais.

1) A lei da uniformidade: Esta lei refere-se à parte em que quando dois homozigotos com alelos diferentes são cruzados, todos os descendentes na geração F1 são idênticos e heterozigotos.
2) A lei da segregação: Esta lei refere-se à observação de que cada indivíduo possui dois genes para uma determinada caraterística, dos quais apenas um pode ser transmitido de cada vez.
3) A lei da seleção independente: Esta lei refere-se ao facto de que membros de diferentes pares de genes segregam para a descendência independentemente uns dos outros.

À medida que crescia o interesse pela hereditariedade mendeliana, especulava-se muito sobre a forma como esta ocorria de facto. Cada célula contém um núcleo no interior do qual existem várias estruturas semelhantes a fios, denominadas cromossomas, assim chamadas devido à sua afinidade com determinados corantes (cromo = cor; soma = corpo). Em 1903, Sutton, um estudante de medicina, e Boveri, um biólogo alemão, propuseram independentemente que os cromossomas transportam os factores hereditários, ou genes.

Componentes da genética :

Esta disciplina tem duas componentes principais:

1. Hereditariedade : É o estudo do fator responsável pela semelhança entre os pais e os seus

descendentes.

2. Variação: Diz respeito às forças ou influências devido às quais não existem dois organismos exatamente iguais.

A genética humana fornece uma base teórica para a compreensão dos aspectos biológicos da espécie humana. As várias implicações práticas da genética são ;

a) O conhecimento da genética é útil para compreender a causa da doença.
b) Ajuda-nos também a compreender como se produzem as variações normais entre indivíduos.
c) O conhecimento da genética conduziu também a possíveis meios de prevenção das doenças genéticas através do aconselhamento genético e do diagnóstico pré-natal.
d) A genética serve para resolver mais problemas jurídicos: Os processos judiciais que envolvem uma disputa de filiação podem ser resolvidos através de uma análise dos grupos sanguíneos ou de outras características hereditárias.

Os diferentes ramos da genética são;

1. Citogenética: O conhecimento da estrutura do núcleo e dos seus componentes tem sido de grande ajuda para elucidar os aspectos físico-químicos da hereditariedade. O estudo dos aspectos citológicos dos genótipos é designado por citogenética.
2. Genética bioquímica : É um ramo da ciência que se ocupa do estudo bioquímico do material genético.
3. Genética do desenvolvimento : É um ramo da ciência que se ocupa do estudo dos mecanismos que envolvem os genes durante as várias fases do desenvolvimento.

4. Genética Fisiológica : Este ramo da genética envolve a utilização de conhecimentos de fisiologia para elucidar os efeitos produzidos por factores genéticos num indivíduo.
5. Imunogenética : É um ramo da ciência que se ocupa dos aspectos genéticos dos mecanismos de imunidade.
6. Genética Clínica : É um ramo da genética que ajuda a estabelecer os factores causais responsáveis por certas doenças como a DM, a hemofilia, etc.
7. Genética das radiações : Este ramo da genética envolve o estudo do efeito de várias radiações nos genes.
8. Eugenia: É um ramo da ciência que se ocupa da aplicação dos princípios da hereditariedade para o melhoramento da humanidade.

Noções básicas de genética :

Cromatina: É o nome dado ao material de que são feitos os cromossomas, ou seja, uma combinação de ADN e proteínas histonas.

Existem dois tipos :

a) Cromatina estendida (eucromatina) b) Cromatina condensada (heterocromatina)

Extended Chromatin (Euchromatin)	Condensed Chromatin (Heterochromatin)
1) It occupies the central part of the nucleus	1) It occupies the peripheral part of nucleus. It can be seen at 3 places. a) Close to inner surface of nuclear membrane b) As clumps, scattered in the nuclear cap c) Nucleolus associated chromatin
2) It is dispersed and uncoiled. It stains poodye is not visible under light microscope	2) It is clumped and coiled. It stains densely and is visible under light microscope as chromatin particles
3) Nuclei containing this chromatin are large and pale. Such nuclei are called open face nuclei. E.g. nerve cells, hepatocytes	3) Nuclei containing this chromatin are small and dark. E.G. Lymphocytes, cells lining the blood passages of lines.
4) It is genetically active	4) It is genetically inactive
5) It contains preponderance of guanine and cytokine bases	5) It contains preponderance of adenine and thymine bases
6) It is more susceptible to the action of mutagenic agents	6) It is less susceptible to the action of mutagenic agents

Cromossomas :

Este termo foi utilizado pela primeira vez por Waldeyer em 1888. São estruturas semelhantes a fios, localizadas no núcleo da célula. A palavra cromossoma deriva da palavra grega chrome (=cor) e soma (=corpo). Os cromossomas são constituídos por : -

1) Ácido nucleico desoxirribose (ADN)
2) Ácido nucleico de ribose (ARN)
3) Histonas
4) Proteínas ácidas

Os cromossomas podem assumir várias formas, por exemplo, torcidas, espirais, curvas ou em forma de bastonete.

O seu comprimento varia entre 4 e 6 microns.

O número total de cromossomas nas células somáticas é 46 ou número diploide. Enquanto que o número de cromossomas nos gâmetas (óvulos e espermatozóides) é 23 ou haploide. Os cromossomas são também conhecidos como autossomas e cromossomas sexuais. O número de autossomas é de 44 nas células somáticas com 2 cromossomas sexuais. Nos gâmetas, o número de autossomas é de 22, sendo o 23rd (cromossoma sexual) X nas mulheres X/Y nos homens. Este é o responsável pela determinação do sexo da criança.

	Female Gameter	Male Gameter	Fertilized Ovulum	Child
Sex Chromosome	X	Y	XY	= Male
Sex Chromosome	X	X	XX	= Female child

Assim, o sexo da criança é determinado pelo cromossoma sexual transportado pelos espermatozóides.

Cada cromossoma é constituído por duas estruturas em forma de bastonete denominadas cromatídeos. Estas cromátides estão unidas entre si numa zona de coloração clara denominada centrómero (constrição primária). O centrómero divide cada cromatídeo em dois braços, o braço curto e o braço longo, designados por P de "Petit" ou "q", respetivamente. A parte superior de cada extremidade é designada por telómero. Os telómeros desempenham um papel essencial na selagem das extremidades dos cromossomas e na manutenção da sua estabilidade e integridade.

Em certos cromossomas, existe um outro estreitamento, uma constrição secundária, perto de uma extremidade de cada cromátide, que separa os corpos satélites terminais. Estes cromossomas são conhecidos como cromossomas SAT. Estes apêndices semelhantes a talos, chamados satélites, formam o núcleo da célula interfásica em repouso e contêm múltiplas cópias repetidas dos genes para o ARN ribossómico.

Morfologicamente, os cromossomas são classificados de acordo com a posição do centrómero em ;

1) Telocêntrico: É um cromossoma com um centrómero terminal. Cada cromatídeo tem apenas um braço.

2) Acrocêntrico: Neste tipo de cromossomas, o centrómero ocupa uma posição subterminal. Um braço é muito longo e o outro é curto.
3) Submetacêntrico: é um cromossoma com um centrómero situado ligeiramente afastado do ponto médio, pelo que os dois braços são desiguais.
4) Metacêntrico : É um cromossoma, com um centrómero localizado no meio do cromossoma. Como resultado, os dois braços são quase iguais.

Os cromossomas individuais diferem não só na posição do centrómero, mas também no seu comprimento total.

Com base nos três parâmetros de comprimento, posição do centrómero e presença ou ausência de satélites, os primeiros pioneiros da citogenética foram capazes de identificar a maioria dos cromossomas individuais ou, pelo menos, subdividi-los em grupos.

Cada cromossoma contém em si um grande número de estruturas chamadas genes que orientam o desempenho de funções celulares específicas.

Assim, cada conjunto diploide completo de cromossomas contém a instrução hereditária ou genoma da célula. Os fios cromossómicos que contêm estas instruções são conhecidos como cromonemas ou genonamatas.

Cariotipagem :

É uma técnica utilizada para estudar o complemento cromossómico completo de um indivíduo. Na fase metafásica da divisão celular, os cromossomas são os mais adequados para serem estudados. Assim, na metáfase, procede-se à análise dos cromossomas, ou seja, começa-se por contar o número de cromossomas presentes num determinado número de células. Por vezes designada por metáfase, é seguida de uma análise cuidadosa do padrão de bandas de cada cromossoma individual da célula. Uma propagação metafásica adequada é fotografada através de um microscópio de alta potência. Os cromossomas individuais são cortados da fotografia. Os cromossomas são então dispostos de forma ordenada, em pares homólogos, para produzir uma disposição padrão designada por cariótipo. Os parâmetros utilizados para caraterizar um cromossoma no cariótipo são ;

a) Forma do cromossoma
b) Comprimento do cromossoma
c) Índice centromérico: É a relação entre o comprimento do braço curto e o comprimento total do cromossoma.

Citogenética molecular : Trata-se de ;

a) Hibridação fluorescente in situ (FISH)

Trata-se de um novo instrumento de diagnóstico que combina a citogenética convencional com a tecnologia da genética molecular. Baseia-se na capacidade única de uma porção de ADN padrão único, ou seja, uma sonda (P60), de se ligar à sua sequência alvo complementar, sempre que esta se encontra numa propagação metafásica. Esta técnica é única na medida em que permite estudar os cromossomas na sua fase de repouso ou interfase. Daí que esta área de estudo seja por vezes designada por "citogenética interfásica".

Nesta técnica, a sonda de ADN é conjugada com nucleótidos modificados que, após hibridação com a amostra do doente, permitem visualizar sob luz UV a região onde ocorreu a hibridação.

Diferentes tipos de sondas FISH :

1) Sondas centroméricas
2) Sondas de sequência única específicas do cromossoma
3) Sondas de pintura de todo o cromossoma

b) Pintura invertida :

Neste procedimento, uma porção de material cromossómico não identificado, tal como um pequeno marcador ou anel supranumerário, é utilizada como tinta para hibridação numa propagação metafásica normal.

c) Cariotipagem espetral multicolorida :

Este método utiliza um conjunto de sondas de pintura de cromossomas humanos completos para fornecer um queriotipo humano multicolorido no qual cada par de cromossomas homólogos pode ser identificado com base na sua cor única.

d) Hibridação genómica comparativa (CGH) :

Trata-se de uma modificação inteligente da pintura inversa que é amplamente utilizada na genética do cancro para detetar regiões de perda de alelos e amplificação de genes. O ADN do tumor ou "teste" é marcado com uma tinta verde e o ADN normal de controlo é marcado com uma tinta vermelha. As duas amostras são misturadas e subsidiadas em cromossomas metafásicos normais. Se a amostra de teste contiver mais ADN de uma determinada região cromossómica do que a amostra de controlo, essa região é identificada por um aumento da razão entre a fluorescência verde e a vermelha.

e) Citometria de fluxo

Devido ao seu tamanho e composição de ADN diferentes, os cromossomas ligam-se a quantidades diferentes de corantes fluorescentes, alguns dos quais se ligam superficialmente a regiões GC (ricas em genes) e outros a sequências AT (pobres em genes). Esta propriedade de ligação diferencial permite separar os cromossomas através do processo de citometria de fluxo ou de triagem de células activadas por fluorescência (FAC).

Tem maior aplicação na separação de preparações de cromossomas simples para a construção de cromossomas, de libralias específicas de ADN e no fabrico de tintas cromossómicas para FISH.

Papel funcional do cromossoma :

Na conceção, o zigoto humano é constituído por uma única célula. Esta sofre uma divisão rápida que conduz, por fim, ao adulto humano maduro, constituído por um total de 1 x 104 células. Na maioria dos órgãos e tecidos, as células continuam a dividir-se ao longo da vida. Este processo de divisão das células somáticas, durante o qual o núcleo também se divide, é conhecido como mitose.

Na divisão celular ocorrem dois acontecimentos distintos: -

a) Cariocinese: envolve a divisão do núcleo
b) Citocinese: envolveu a divisão do citoplasma

Interfase :

É o período de tempo que decorre entre duas divisões celulares sucessivas. Qualquer célula que não esteja em processo de divisão é designada por célula interfásica.

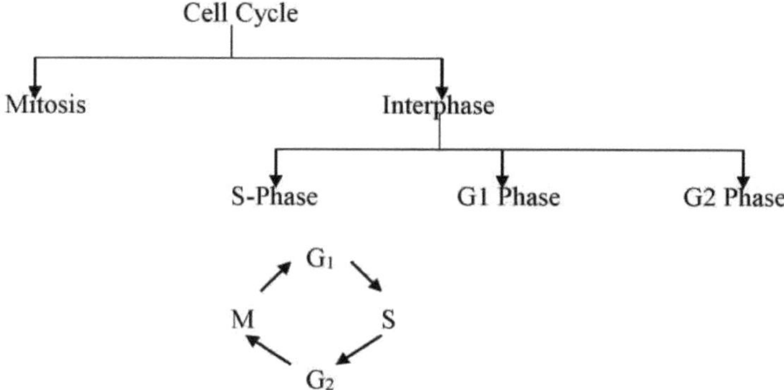

O ciclo celular consiste em mitose e interfase. A interfase é ainda dividida em;

G1 ou fase de pré-duplicação: As células entram na fase G1 após a mitose. A maioria das células do organismo encontra-se nesta fase.

Fase S: É a fase de duplicação do ADN. Dura cerca de 7-8 horas.

G2 ou fase de pós-duplicação: Esta fase é de curta duração.

A mitose é o processo pelo qual cada um destes pares de cromatídeos se separa e se dispersa em células filhas separadas.

- Isto ocorre nas células somáticas
- Apenas uma única divisão celular é observada, resultando em duas células
- O número de cromossomas permanece o mesmo, sendo os cromossomas independentes uns dos outros.

Meiose: É o processo através do qual os cromossomas homólogos se emparelham, trocam segmentos e depois segregam independentemente para os gâmetas filhos maduros.

- Observado em células germinativas
- São observadas duas divisões, resultando em 4 células

I. Heterotípico (divisão de redução)

II. Homotípico (Divisão equacional)

- O número de cromossomas é reduzido para metade e os cromossomas homólogos são emparelhados.

Significado da Meiose :

1) Constitui um acontecimento essencial na formação dos gâmetas.
2) É importante para restaurar o número cromossómico caraterístico das espécies.
3) Implica novas combinações e trocas de material genético

As anomalias cromossómicas podem ser classificadas de várias formas :

I. Com base no tipo de anomalia
   A. Estrutural : Envolvendo uma alteração na estrutura dos cromossomas.
   B. Numérico : Envolvendo a alteração do número de cromossomas
II. Com base no tipo de cromossoma envolvido:
   A. Envolvendo autossomas: por exemplo, síndrome de Down
   B. Envolvendo o cromossoma sexual, por exemplo
      a. Síndroma de Turner
      b. Síndrome de Klinefelter

As anomalias estruturadas podem ser :

Estas envolvem uma alteração na estrutura dos cromossomas.

1) Deleção ou deficiência : É a perda de uma porção de um cromossoma.
2) Duplicação: Envolve a presença de um segmento extra de cromossoma, que normalmente resulta de um cruzamento desigual. As duplicações são mais comuns e menos prejudiciais para o indivíduo do que as deleções.
3) Translocação: Um segmento quebrado de um cromossoma é transferido para outro cromossoma.
4) Isocromossomas: Quando a divisão de um centrómero ocorre perpendicularmente ao seu eixo longo, resulta na separação de um braço de cromossoma em vez de duas cromátides. Estes cromossomas são chamados isocromossomas.
5) Inversão: É a separação de uma porção de um cromossoma seguida de um rearranjo, mas não na mesma ordem.

Anomalias numéricas :

Trata-se dos autossomas ou dos cromossomas sexuais. O número de cromossomas por célula é fixo para uma determinada espécie. Nos seres humanos, é 46. Este número é designado por diploide (24). No entanto, nos gâmetas, o número de cromossomas é apenas metade do número diploide, ou seja, 23. Este é o chamado número haploide. A causa básica responsável pelas aberrações no número cromossómico em quase todos os casos é a não-disjunção durante a meiose ou mitose.

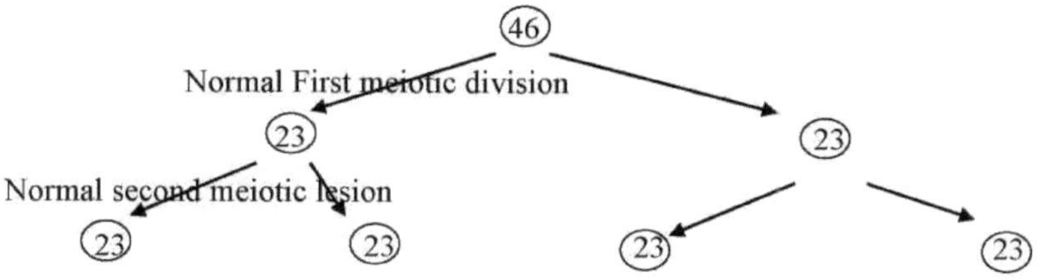

Normalmente, no processo de meiose, cada membro de um par de cromossomas homólogos separa-se durante a primeira divisão meiótica. Como resultado, cada célula filha recebe um membro de cada par. Por vezes, esta separação não ocorre e o evento é conhecido como não-disjunção, que pode ocorrer tanto durante a primeira divisão meiótica como durante a segunda divisão meiótica. Estes tipos de divisões meióticas anormais são observados nas células germinativas femininas.

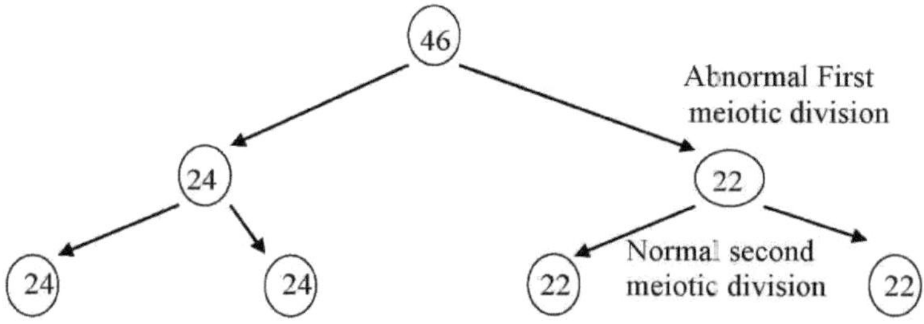

Non-Disjunction during first meiotic division

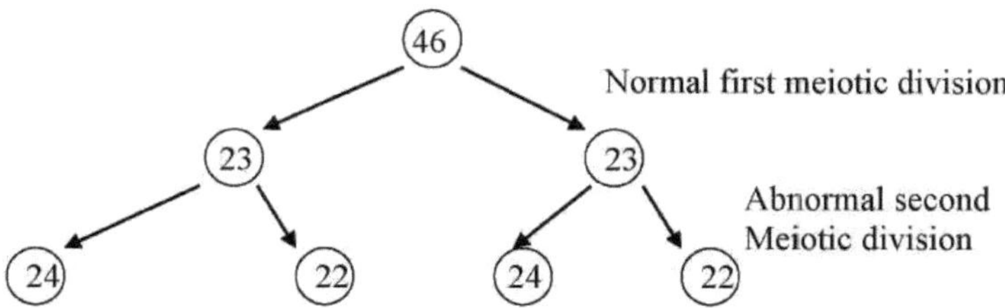

Não disjunção durante a segunda divisão meiótica

Variações no número de cromossomas :

1. Poliploidia: É usado para denotar a presença de um número haploide múltiplo de cromossomas diferente do número diploide. Por exemplo, uma célula tetraploide tem 4 vezes o número haploide.
2. Anueploidia : É utilizada para indicar a ausência da propriedade de ser um múltiplo normal do número haploide de cromossomas. Assim, uma célula humana com 45, 47 ou qualquer outro número de cromossomas que não seja um múltiplo exato de 23 é uma célula anueplóide.

A anueploidia pode ser de dois tipos:

1. Hiperploidia: É a condição em que há adição de um ou mais cromossomas ao número diploide. Pode ser chamada de: -
   a) Trissomia (2n+1) : Quando um cromossoma é acrescentado ao número diploide, uma célula terá 47 cromossomas.
   b) Tetrasomia (2n+2) : Quando dois cromossomas de um par homólogo são acrescentados ao número diploide. Uma célula assim teria 48 cromossomas.
2. Hipoploidia: Trata-se da perda de um ou mais cromossomas em relação ao número diploide. Pode ser designada por.
   a. Menosomia (2n-1): Quando há perda de um cromossoma do conjunto diploide. Uma célula que apresente esta condição conterá 45 cromossomas.
   b. Nulissomia (2n-2): Quando ambos os cromossomas de um par homólogo se perdem na célula diploide, esta terá 44 cromossomas.

Diferentes linhas celulares (Mixoploidia) :

a) Mosaicismo
b) Chimaerismo

a) **Mosaicismo**: pode ser definido como a presença, num indivíduo ou num tecido, de duas ou mais linhas celulares que diferem na sua instituição genética, mas que derivam de um único zigoto. O mosaicismo cromossómico resulta geralmente da não-disjunção que ocorre numa divisão mitótica embrionária precoce, com a persistência de mais de uma linha celular. Por exemplo, alguns casos de mongalion podem ter trissomia 21 em algumas células e um cariótipo normal noutras.

b) **Quimerismo**: pode ser definido como a presença num indivíduo de duas ou mais linhas celulares geneticamente distintas derivadas de mais do que um zigoto. Nos seres humanos, as quimeras são de dois tipos

a) Quimeras discretas
b) Quimeras de sangue

1) **Tipos de padrões de herança :**

Se um doente tiver uma doença causada por um gene autossómico dominante, será normalmente heterozigótico, tendo recebido o gene mutante de um dos pais afectados.

Características :

1. Um dos pais de um probando afetado também tem de ter a doença.
2. Um progenitor afetado transmite a doença a cerca de metade dos seus descendentes, independentemente do sexo.
3. Uma criança não afetada (não portadora do gene mutante) transmitirá a doença.
4. As doenças que são de hereditariedade autossómica dominante estão frequentemente associadas a algumas alterações clínicas graves.
5. Grande variabilidade na expressão de sinais e sintomas. Se a expressividade for reduzida a um nível tal que o gene não possa ser detectado pelos meios atualmente disponíveis, diz-se que a caraterística não é penetrante.
6. Os doentes com este tipo de hereditariedade desenvolvem as manifestações clínicas mais tarde na vida do que os afectados com uma doença recessiva, que tendem a apresentar sintomas da doença no início da vida. Estas doenças são conhecidas como doenças hereditárias e estão relacionadas com casamentos consanguíneos.

HEREDITARIEDADE AUTOSSÓMICA RECESSIVA :

Na hereditariedade autossómica recessiva, a pessoa afetada é homozigótica e herda um gene mutante de cada progenitor heterozigótico para a doença. Os pais não afectados podem transmitir a caraterística aos seus descendentes se ambos os pais forem portadores de um gene recessivo. Os irmãos podem ser afectados, mas os pais, normalmente ou aparentemente, são normais. Estas doenças são conhecidas como doenças familiares. A anomalia é mais comum em casamentos consanguíneos.

HEREDITARIEDADE LIGADA AO X :

O padrão de transmissão das doenças recessivas ligadas ao X é das mulheres portadoras para os homens afectados, produzindo um padrão oblíquo no pedigree. As mulheres que são portadoras transmitem o gene mutante a metade das suas filhas, que também serão portadoras, e a nenhum dos seus filhos. Portanto, a transmissão de pai para filho (homem para homem) nunca ocorre na herança ligada ao X, seja ela recessiva ou dominante.

Características :

1. A transmissão de macho para macho está ausente.
2. Todas as filhas de um pai afetado terão a doença, desde as suas filhas.
3. As mulheres são mais afectadas do que os homens
4. Os homens afectados têm uma mãe afetada, enquanto as mulheres afectadas terão um pai afetado em metade das vezes e uma mãe afetada em metade das vezes.

Herança multifatorial :

Muitas doenças e características parecem ser controladas por múltiplos genes. Por exemplo, muitas características humanas, como o peso, a altura e a inteligência, são determinadas por uma multiplicidade de genes e não por um único gene. Este tipo de transmissão genética é denominado multifatorial, poligénico ou quantitativo.

Características :

1. Quanto mais rara for a caraterística na população, maior será a diferença de risco entre parentes de primeiro e segundo grau e entre parentes de segundo e terceiro grau.
2. Quanto mais grave for a malformação no probando, maior é o risco para os familiares.
3. Se houver uma diferença de sexo na frequência da caraterística, o risco será maior para os familiares de membros afectados do sexo menos frequentemente afetado.
4. Os riscos para os familiares de um doente índice serão maiores se houver outro familiar próximo afetado. houver outro familiar próximo afetado.

Doenças genéticas e periodontais :

Tradicionalmente, pensava-se que a periodontite tinha uma origem estritamente ambiental. Reconheceu-se agora que apenas uma parte da variabilidade da doença na população podia ser explicada apenas por factores ambientais. Verificou-se que, entre os indivíduos com má higiene oral e sem acesso a cuidados dentários, alguns desenvolviam a doença a um ritmo acelerado, enquanto outros apresentavam pouca ou nenhuma doença. Esta variação deve ter sido atribuída a componentes não reconhecidos do ambiente ou a diferenças entre os indivíduos quanto à sua suscetibilidade à doença. Uma vez que a suscetibilidade do hospedeiro pode ser negada em termos de variação genética, um foco relativamente recente na periodontologia tem sido a quantidade de risco genético e a identificação de variações genéticas específicas que determinam a suscetibilidade à doença. Atualmente, o papel específico que os genes desempenham na definição da suscetibilidade permanece em grande parte desconhecido.

Sobre a conceção do estudo genético :

Os genes são sequências de bases nucleotídicas contidas em segmentos não contíguos denominados exões. Os exões fornecem o modelo de ADN para a síntese subsequente de polipéptidos que regulam todos os processos de desenvolvimento, fisiológicos e imunológicos do organismo. Estimativas recentes indicam que o genoma humano contém cerca de 25.000 a 35.000 genes.

As localizações específicas nos cromossomas são designadas por loci, e as variações na sequência de nucleótidos de um locus são designadas por alelos. Num determinado locus, um indivíduo é considerado homozigótico se os alelos forem idênticos nos cromossomas homólogos ou heterozigótico se os alelos forem diferentes.

O termo "marcador genético" refere-se a qualquer gene ou sequência de nucleótidos que possa ser mapeada para uma localização ou região específica num cromossoma. Qualquer marcador que seja suficientemente polimórfico, ou variável, na população pode ser utilizado para mapear ou localizar alelos de doenças. Existe uma distinção importante entre o papel dos genes nas doenças monogénicas, como a doença de Huntington, e o seu papel nas doenças multifactoriais complexas, como a periodontite. Nas doenças monogénicas, os genes são referidos como causadores porque quase todas as pessoas com a mutação desenvolvem a doença. Em contrapartida, os genes envolvidos em doenças multifactoriais complexas são frequentemente designados por genes de suscetibilidade. Nestas doenças, os indivíduos que herdam alelos de suscetibilidade não desenvolverão a doença, a menos que sejam expostos a ambientes deletérios. No caso das doenças periodontais, os factores de risco ambientais importantes incluem os microrganismos anaeróbios gram-negativos, o tabagismo e uma higiene oral deficiente.

Dada a sua etiologia e patogénese complexas, as variações em qualquer número ou combinação de genes que controlam o desenvolvimento dos tecidos periodontais ou a competência dos sistemas imunitários celular e humoral podem afetar o risco de doença de um indivíduo. Uma vez estabelecida a base genética de uma doença, é igualmente importante determinar quais os alelos que têm um efeito mensurável no fenótipo e se a prevenção, o diagnóstico ou o tratamento da doença podem ser melhorados uma vez identificados os alelos da doença.

Abordagens genéticas no estudo da doença periodontal :

1) Análise de segregação
2) Estudos sobre gémeos
3) Estudos de ligação e associação

1) **Análise de segregação**: Nas análises de segregação, o padrão de doença observado nas famílias é comparado com os padrões esperados segundo vários modelos de hereditariedade. O poder estatístico desta conceção depende do número e da composição das famílias e da heterogeneidade da doença. A heterogeneidade significa que existem diferentes causas de doença entre as famílias. Geralmente, as análises de segregação têm pouco poder para resolver a heterogeneidade. As análises de segregação também não conseguem distinguir entre efeitos genéticos e causas ambientais não medidas da doença, como a transmissão de organismos patogénicos dentro das famílias.
2) **Estudos com gémeos** : No estudo clássico dos gémeos, os gémeos monozigóticos e dizigóticos criados em conjunto são comparados para estimar os efeitos dos genes partilhados. Os gémeos monozigóticos (MZ) são geneticamente idênticos, enquanto os gémeos dizigóticos (DZ) ou fraternos partilham, em média, 50% dos seus genes por descendência. Para características binárias (presentes ou ausentes), infere-se um efeito genético se a taxa de concordância positiva, ou a percentagem de pares de gémeos em que ambos os gémeos são afectados, for maior para os gémeos MZ do que para os DZ. Normalmente, os dados dos gémeos são utilizados para estimar a hereditariedade, que é a proporção da variação fenotípica atribuída à variação genética. Uma estimativa de hereditariedade de 50% significa que metade da variação na população é atribuída à variação genética.

   A hereditariedade também pode ser estimada a partir de gémeos MZ separados à nascença e criados à parte. Uma vez que não partilham um ambiente comum, as semelhanças entre estes gémeos podem ser atribuídas aos efeitos de genes partilhados. Embora sejam mais poderosos do que o desenho clássico de gémeos, poucos estudos deste tipo foram realizados devido à escassez destes gémeos. A desvantagem é que os estudos com gémeos, por si só, não podem ser utilizados para determinar o modo de hereditariedade de uma doença ou o número ou localização dos alelos da doença.

3) **Estudos de ligação e associação** : Os estudos de ligação e de associação são utilizados para identificar alelos de doenças em regiões específicas dos cromossomas. Estes estudos exploram uma caraterística única da forma como os alelos segregam durante a meiose. A probabilidade de dois alelos em diferentes loci se recombinarem (denominada recombinação ou evento de cruzamento) é geralmente proporcional à distância entre eles. Alelos em loci próximos, no entanto, tendem a segregar juntos; isto é, eles estão ligados. Ao identificar marcadores genéticos que segregam com a doença, os investigadores podem inferir a localização de alelos de doenças putativas. Não é necessário que o mesmo alelo do marcador seja transmitido com o alelo da doença em todas as famílias afectadas, e um marcador que esteja ligado ao alelo da doença numa família pode não estar associado à doença na população. **As associações alélicas (desequilíbrio de ligação) ocorrem quando o mesmo alelo do marcador está ligado à doença em várias famílias.**

   Os estudos de ligação utilizam conjuntos de famílias, ou pedigrejas, com múltiplos indivíduos afectados. Os genótipos são determinados para os membros da família afectados e não afectados, e são utilizados modelos estatísticos complexos para determinar se o(s) alelo(s) marcador(es) e a doença se correlacionam nas famílias sob um determinado modelo de hereditariedade. Os parâmetros que devem ser especificados no modelo incluem o modo de hereditariedade, a frequência do alelo marcador na população e a penetrância da doença.

   A estatística resumida utilizada para avaliar a ligação é o logaritmo da pontuação das probabilidades (LOD), que é uma medida da probabilidade de os alelos do marcador e da doença estarem ligados ou não ligados a uma determinada taxa de recombinação. Embora as análises de ligação sejam normalmente efectuadas para características ou doenças qualitativas, foram desenvolvidos métodos para avaliar a ligação para características ou medidas quantitativas.

A ligação pode ser detectada se os alelos do marcador e da doença estiverem a uma distância de 20 a 30 centi Morgans (cM) um do outro.

Para testar as associações (desequilíbrio de ligação), a frequência dos alelos num determinado locus é comparada entre indivíduos com doença (casos) e controlos saudáveis amostrados na mesma população. Uma associação não implica necessariamente uma ligação biológica entre a doença e um alelo. Pode dever-se a um componente ambiental que faz com que tanto o marcador como a doença aumentem na população, a uma diferença não reconhecida na composição racial ou étnica dos casos e dos controlos, ou apenas ao acaso.

As associações (desequilíbrio de ligação) sugerem que a presença de um alelo confere risco de doença num ambiente definido. Esta última qualificação é essencial quando se discutem doenças multifactoriais comuns, como a periodontite.

FACTORES DE RISCO PARA A PERIODONTITE :

O risco é a probabilidade de um indivíduo contrair uma doença específica num determinado período. Os factores de risco podem ser factores ambientais, comportamentais ou biológicos que, quando presentes, aumentam a probabilidade de um indivíduo contrair a doença. O termo determinante de risco/caraterística de base, que é por vezes substituído pelo termo fator de risco, deve ser reservado para os factores de risco que não podem ser modificados.

3. REVISÃO DA LITERATURA

DOENÇA PERIODONTAL E A-1-ANTITRYPSIN :

Peterson R.J. e Marsh C.L. (1981)[1] objetivo deste estudo era determinar a relação entre a deficiência do gene (Z) e a doença periodontal inflamatória. O grupo experimental foi constituído por 50 pacientes para cirurgia periodontal cujas amostras de sangue foram avaliadas para o teste da "1 - antitripsina". Concluiu-se que a presença do gene Z no tipo MZ pi (deficiente heterozigótico) parece aumentar a suscetibilidade dos indivíduos à doença periodontal inflamatória crónica.

Sandholm L., Saxen L. e Koistinen J. (1981)[2] Os fenótipos e os níveis séricos da a-1-antitripsina foram determinados em 19 doentes com periodontite juvenil, com o objetivo de testar se a redução da resistência periodontal nesta doença é causada pelo aumento da capacidade inibidora da protease sérica resultante de fenótipos deficientes da a-1-antitripsina. Todos os 19 pacientes tinham o fenótipo comum M. Os níveis de a-1-antitripsina nos soros dos pacientes estavam dentro dos limites normais. Estes resultados não apoiam a hipótese de que a produção deficiente de a-1-antitripsina esteja casualmente relacionada com a periodontite juvenil.

Scott D.A., et al (2002)[3] tinha como objetivo examinar a prevalência de 2 alelos comuns de deficiência de a-1-antitripsina (P1* = e P1*S) numa população britânica de indivíduos com periodontite. Os resultados não revelaram qualquer diferença na proporção de qualquer genótipo de a-1-antitripsina encontrado nas populações doente e de controlo. Concluiu-se que, num estudo de pequena dimensão, não foi possível encontrar provas que sustentassem uma associação entre alelos P7 mutantes e periodontite; no entanto, um estudo de maior dimensão poderá clarificar a relação entre o genótipo da a-1-antitripsina e a suscetibilidade à doença periodontal inflamatória.

SÍNDROME DE LEFEVRE - PAPILLION :

Paghdiwala A.F. (1980)[3] É apresentado um caso de síndroma de Papillon-Lefevre. Foi observada hiperqueratose das palmas das mãos e plantas dos pés, juntamente com a destruição precoce do suporte periodontal das dentições primária e permanente. Depósitos calcificados ectópicos intra-cervicais, observados em alguns casos da síndrome, estavam ausentes neste caso.

Torstein L. (1982)[5] Foram relatados dois casos de síndrome de Papillon-Lefevre típica numa família. Nenhum dos doentes apresentava evidência de doença sistémica, conforme avaliado pela história clínica e por uma bateria de testes laboratoriais clínicos, incluindo um sistema de rastreio para a deteção de erros inatos do metabolismo. Um estudo do estado imunológico dos doentes, incluindo testes de transformação de linfócitos utilizando mitogéneos e estudos de quimiotaxia de polimorfonucleares, não deu qualquer indicação de perturbações nas funções imunológicas e nos mecanismos de defesa do hospedeiro.

Kleinfelder J.W. e Topoll H.H. (1996)[2] Trata-se da história de um caso de uma doente de 11 anos de idade que sofre da síndrome de Papillon-Lefevre. Um exame bacteriológico da família da rapariga provou que vários irmãos e irmãs, bem como um dos pais, também eram portadores de actinomicetos actinomycetemcomitans, mostrando três estirpes diferentes desta bactéria na família. Um exame imuno-histológico do tecido gengival revelou um infiltrado inflamatório maciço, dominado por células plasmáticas. A investigação histológica dos primeiros molares não revelou quaisquer anomalias morfológicas do cemento radicular. Após o tratamento, foram registadas melhorias clínicas e radiológicas das condições periodontais, apesar da descoberta recorrente de actinomicetos actinomycetemcomitans.

Soskolne A.W., et al (1996)[4] a síndrome de Papillon-Lefevre (PLS) é uma caraterística rara, autossómica recessiva, caracterizada por queratose plantar palmar (PPK) e periodontite grave de início precoce, afectando tanto a dentição decídua como a permanente. Relataram 2 famílias com múltiplos indivíduos afectados de áreas geograficamente remotas. Em cada família, os indivíduos apresentam lesões hiperqueratóticas com ausência completa de doença periodontal. Para além disso, a diferença na gravidade das lesões hiperqueratóticas entre as famílias é acentuada. A natureza genética e a penetrância do defeito genético são discutidas.

Cury V.F., Costa J.E. e Ganez R.S. (2002)[1] no seu estudo investigaram o gene da catepsina C (CTSC) numa coorte brasileira afetada pela síndrome de Papillon-Lefevre (PLS) e foram estudados membros co-sanguíneos de uma família com síndrome de

Papillon-Lefevre. As mutações foram identificadas por sequenciamento de DNA das regiões codificadoras e de intensidade do gene da catepsina C. Os resultados mostraram que a análise da sequência de CTSC de indivíduos identificados por PLS identificou uma nova mutação (587 TA C) no nexon 4, que se prevê causar uma substituição de 196 Pro aminoácidos. Assim, este estudo descreve uma nova mutação do gene da catepsina C numa família brasileira com síndrome de Papillon-Lefevre.

ESTUDOS FAMILIARES :

Boughman J.A. et al (1988)[2] O objetivo do presente estudo foi elucidar a base genética da Periodontite Juvenil através de uma análise formal do pedigree e da comparação de modelos genéticos concorrentes. Foram incluídas 28 famílias, tendo sido comparados modelos autossómicos gerais e específicos, e um modelo ligado ao X. O modelo autossómico recessivo forneceu a explicação mais parcimoniosa dos dados, e a sua probabilidade não foi significativamente diferente do modelo mais geral. As probabilidades para os modelos esporádicos (não genéticos e ligados ao X) foram consideravelmente inferiores às dos modelos autossómicos. Embora a comparação dos modelos genéticos sugira uma hereditariedade recessiva de J.P., as complicações que as limitações colocam à análise das linhagens impedem a aceitação desta conclusão sem uma investigação mais aprofundada.

Potter R.H. (1990)[10] Esta revisão procura descrever um modelo genético inovador para testar as bases genéticas e ambientais de doenças familiares crónicas em gémeos idênticos (monozigóticos), nos seus cônjuges e nos seus descendentes, que são geneticamente meios-irmãos. Este método não só é adequado para posicionar os riscos genéticos e ambientais partilhados no seio das famílias, mas também para delinear os efeitos maternos e o acasalamento assertivo como dois mecanismos não genéticos que podem, em última análise, afetar a incidência da doença.

Sofaer J.A. (1990)[12] O genótipo do hospedeiro tem sido implicado em algumas das formas mais invulgares, mas, em conjunto, estas representam apenas uma pequena proporção dos doentes periodontais. Para a maioria dos doentes periodontais, embora se suspeite de suscetibilidade hereditária, as provas de uma componente genética significativa são escassas. A prioridade aqui é, portanto, estabelecer a existência de genes contribuintes. Isto pode ser possível utilizando abordagens concebidas para minimizar o efeito de confusão da variação ambiental que provavelmente foi uma fonte de confusão no passado.

Michalowicz B.S., et al (1991)[6] examinaram a contribuição relativa dos factores ambientais e genéticos do hospedeiro para as medidas clínicas da doença periodontal no estudo de gémeos criados juntos e de gémeos monozigóticos criados separados. Foram avaliados 110 pares de gémeos adultos, incluindo 63 gémeos monozigóticos e 33 gémeos dizigóticos criados juntos e 14 pares de gémeos monozigóticos criados separados. Concluiu-se que 38% - 82% da variação populacional destas medidas de doença periodontal podem ser atribuídas a factores genéticos. Embora haja um consenso geral de que as bactérias são importantes na patogénese das doenças periodontais, os estudos etiológicos futuros devem considerar o papel das influências genéticas do hospedeiro.

Boughman J.A., Astemborski J.A. e Suzuki J.B. (1992)[1] efectuaram um estudo para avaliar a avaliação fenotípica da periodontite de início precoce em irmãos. Num estudo familiar, 39 irmãos (116 indivíduos, com idades compreendidas entre os 13 e os 38 anos) foram avaliados quanto a índices clínicos, quimiotaxia de neutrófilos e anticorpos séricos contra A.actinomycetemcomitans (Aa). Concluiu-se que a avaliação da variabilidade dentro e entre famílias continua a ser a melhor abordagem para o reconhecimento de possíveis mecanismos causais e fontes de heterogeneidade.

Corey A.L., et al (1993)[3] investigaram a contribuição dos factores genéticos na etiologia da doença periodontal, recolhendo dados de questionários em 4.908 pares de gémeos. Foi relatada uma história de doença periodontal em 420 indivíduos que eram membros de 116 gémeos monozigóticos (M2) e 233 gémeos dizigóticos (D2). Os resultados não revelaram qualquer diferença na taxa de concordância entre gémeos dizigóticos do mesmo sexo e de sexo oposto. Estes resultados fornecem provas de que os factores genéticos contribuem de forma importante para o risco de doença periodontal na idade adulta.

Velden V.D., et al (1993)[13] O objetivo desta investigação foi estudar clinicamente e microbiologicamente o efeito da relação entre irmãos na condição periodontal numa população jovem com uma prevalência relativamente elevada de doença periodontal e privada de cuidados dentários regulares. Foram avaliados 23 agregados familiares constituídos por mais 3 irmãos. A quantidade média de perda de inserção interproximal nesta população foi de 0,29 mm. A média individual variou de 0 a 1,27 mm. Os resultados mostram um efeito significativo entre irmãos para placa, cálculo, perda de inserção, espiroquetas na língua e na bolsa, P.gingivalis na gengiva e na saliva e P.intermedia na saliva. Estes resultados apoiam a hipótese de que a periodontite se agrega em famílias.

Shapira L., Smidt A. e Van Dyke T.E. (1994)[11] Neste relato de caso, é apresentado um caso de uma mulher saudável, que apresentou periodontite pré-púbere (PPP) aos 10 anos de idade, periodontite juvenil (PJ) aos 13 anos de idade e periodontite rapidamente progressiva (PPR) aos 29 anos de idade. A PPP, a Periodontite Juvenil e a Periodontite Rapidamente Progressiva são consideradas entidades patológicas distintas com capacidade de patologia e patogénese semelhantes, no entanto todas se manifestaram sequencialmente no mesmo indivíduo. Este relatório apresenta a ideia de que certos indivíduos estão predispostos a uma periodontite de início precoce e a indicação precoce dos factores de risco é importante para a gestão destes indivíduos.

Marazita M.L., Burmeister J.A. e Gunsolley J.C. (1994)[4] Neste estudo, foi efectuada uma análise de segregação de modelo misto de 100 famílias, apuradas através de 104 probandos com periodontite de início precoce, para testar as hipóteses de locus principal e multifatorial para a etiologia da periodontite de início precoce. Foram utilizados testes de heterogeneidade para comparar as estimativas dos parâmetros e foram efectuadas inclusões nas famílias negras a partir das famílias não negras. Os resultados da análise de segregação foram consistentes com o facto de um locus autossómico principal ser suficiente para explicar os padrões familiares da periodontite de início precoce em todo o conjunto de dados e também nos subconjuntos de negros e não negros. O modo de transmissão dominante foi o mais provável, com uma penetrância de cerca de 70%. Embora as conclusões etiológicas tenham sido as mesmas para as famílias negras e não negras, registou-se uma heterogeneidade significativa nas estimativas dos parâmetros.

Michalowiz B.S. (1994)[5] O objetivo deste documento é rever os conhecimentos actuais sobre os factores de risco genético para as doenças periodontais e apresentar dados actualizados e adicionais do estudo periodontal Minnesota Twin. Estudos familiares sugerem que a suscetibilidade às formas de doença de início precoce, particularmente a periodontite pré-púbere e juvenil, é, pelo menos em parte, influenciada pelo genótipo do hospedeiro. Embora os resultados dos estudos familiares sugiram que os factores ambientais parecem ser os principais determinantes da variação na periodontite adulta, os dados dos nossos estudos com gémeos indicam que tanto os factores genéticos como os ambientais influenciam a doença. Além disso, as comparações entre gémeos monozigóticos adultos criados juntos e separados indicam que o ambiente familiar precoce não tem influência apreciável nas medidas de profundidade de sondagem e perda de inserção em adultos.

Petit M.D.A., et al (1994)[9] teve como objetivo investigar a prevalência de microrganismos periodontopáticos e a destruição periodontal nos cônjuges e filhos de pacientes adultos com periodontite. Foram seleccionadas 24 famílias com base no facto de um dos progenitores ter uma doença periodontal severa e a presença de actinobacillus actinomycetemcomitans e/ou porphyromonas gingivalis e/ou mais de 30% de provotella intermedia subgengivalmente. Concluiu-se que os cônjuges e os filhos de adultos com periodontite podem estar em risco relativamente elevado de desenvolverem uma degradação periodontal.

Michalowicz B.S. et al (1999)[7] determinou se os factores genéticos influenciam de forma semelhante a presença de bactérias periodontais específicas na placa subgengival de gémeos adultos criados juntos e criados separados, tendo concluído que não foi encontrada qualquer diferença.

Michalowicz B.S. et al (2000)[8] estimaram as variâncias genéticas e ambientais e encontraram a hereditariedade para a gengivite e a periodontite do adulto, utilizando dados de gémeos criados em conjunto. Foram analisados 117 pares de gémeos adultos (64 pares monozigóticos (M2) e 53 pares dizigóticos (D2)). Concluiu-se que os resultados confirmam estudos anteriores e indicam que aproximadamente metade da variação da doença na população é atribuída à variação genética.

PERIODONTITE E ANTIGÉNIO LEUCOCITÁRIO HUMANO :

Kaslick R.S., West T.L. e Chasen A.I. (1975)[6] Este estudo fornece dados sobre uma associação entre os antigénios HLA2 e a doença periodontal. O grupo de estudo era constituído por 153 indivíduos brancos com idades compreendidas entre os 13 e os 30 anos. Os resultados indicaram que o antigénio Leucocítico Humano-A2 estava presente numa percentagem significativamente mais baixa dos indivíduos com periodontite do que dos indivíduos normais do centro. Os indivíduos com frequências mais elevadas de Antigénio Leucocitário Humano-2 são mais resistentes à destruição do osso alveolar. Concluiu-se que, se mais estudos conseguirem identificar os indivíduos jovens com elevado risco de desenvolverem doenças periodontais graves antes de estas se desenvolverem, poderá ser possível controlar essas doenças através da instituição de medidas preventivas intensivas precoces.

Cullinan M.P., Sachs J. e Wolf E. (1980)[1] Para testar a hipótese de uma associação entre a periodontose e o complexo do Antigénio Leucocitário Humano, 30 pacientes não aparentados e 8 famílias foram submetidos a tipagem tecidular para os antigénios A e B do Antigénio Leucocitário Humano. No grupo Negroide I foi encontrado um aumento estatisticamente significativo na frequência do Antigénio Leucocitário Humano-BW 35. Não foram observadas diferenças estatisticamente significativas no grupo caucasóide II. Concluiu-se que são necessários mais estudos familiares para avaliar se a distribuição dos haplótipos do Antigénio Leucocitário Humano nos irmãos afectados é aleatória, como sugerem os nossos dados.

Goteiner D. e Goldman M.J. (1984)[4] O objetivo deste estudo foi determinar a frequência dos halplótipos do antigénio leucocitário humano (Antigénio Leucocitário Humano-A, B e C) em pacientes resistentes à periodontite crónica e determinar se existe alguma associação entre genes específicos do Antigénio Leucocitário Humano e a saúde periodontal. 25 indivíduos saudáveis que demonstraram uma elevada resistência à doença periodontal foram emparelhados com 25 indivíduos com periodontite crónica e com uma população periodontal não diagnosticada de 22.000 indivíduos. Foi colhido sangue periférico e o antigénio do Antigénio Leucocitário Humano foi determinado pelo teste de microlinfotoxicidade. Concluiu-se que o Antigénio Leucocitário Humano-A28 e o Antigénio Leucocitário Humano-B5 podem ter a capacidade de resistir à progressão da periodontite crónica.

Saxen L. e Koskimies S. (1984)[11] tinham como objetivo estudar a possibilidade de ligação entre a periodontite juvenil localizada e a possibilidade de ligação ao antigénio leucocitário humano (antigénios do Antigénio Leucocitário Humano). 3 famílias, cada uma com 2 irmãos que expressavam periodontite juvenil, foram tipadas para os antigénios dos loci do Antigénio Leucocitário Humano A, B e C e 2 famílias para o locus Dr utilizando o teste padrão de microtoxicidade em 2 fases. Concluiu-se que é muito improvável que exista uma ligação entre o gene do periodonto juvenil e os antigénios do Antigénio Leucocitário Humano.

Katz J., Goultschin J., e Benoliel R. (1987)[7] O perfil do Antigénio Leucocitário Humano de 10 doentes com progressão rápida (PPP) foi comparado com o de uma população de controlo saudável. Embora não tenha sido encontrada qualquer diferença significativa para o Antigénio Leucocitário Humano-A, B, C, o Antigénio Leucocitário Humano - DR4 do grupo do Antigénio Leucocitário Humano-D foi encontrado em 80% dos doentes, mas em 38,3% dos controlos. Foi registada uma elevada frequência do Antigénio Leucocitário Humano-DR4 em doentes com artrite reumatoide (AR). Esta descoberta pode ser significativa à luz de relatórios anteriores que realçam as semelhanças entre a artrite reumatoide e a doença periodontal.

Eizenberg S., Sela N.M. e Soskolne A. (1994)2 o objetivo do presente estudo foi determinar a frequência dos antigénios leucocitários humanos de pacientes que sofrem das formas localizada (Periodontite Juvenil Localizada) e generalizada (SGP) da periodontite de início precoce (EDP). Foram estudados 26 doentes com periodontite de início precoce. Incluíram-se 11 doentes com Periodontite Juvenil Localizada e 15 doentes com PGE. Verificou-se que os antigénios leucocitários humanos A9 e B15 estavam significativamente elevados no grupo de doentes. Os resultados estão de acordo com estudos anteriores em que os antigénios A9 e B15 foram encontrados em associação com a periodontite de início precoce. Estes resultados apoiam a hipótese de que as formas generalizadas e localizadas da periodontite de início precoce estão sob um controlo genético diferente.

Sumihara N., Fusanori N. e Hideki O. (1994)[13] Neste estudo, examinámos a frequência do serótipo do Antigénio Leucocitário Humano de Classe II e a variação do gene do Antigénio Leucocitário Humano de Classe II |3 em doentes com periodontite. Foram examinadas as frequências serotípicas do Antigénio Leucocitário Humano em 70 pacientes japoneses com periodontite e 26 indivíduos com saúde periodontal. Não foi observado nenhum serótipo do Antigénio Leucocitário Humano específico para qualquer tipo de periodontite. Estes resultados indicam que estas variações genéticas intrínsecas podem ser úteis como marcadores genéticos para uma subpopulação de periodontite de início precoce e podem afetar reacções imunitárias como o reconhecimento de antigénios.

Nakagawa M. e Kurihara H. (1996)[8] Neste estudo, relatamos o perfil imunológico dos sistemas de defesa do hospedeiro, os fenótipos do antigénio leucocitário humano (Human Leukocyte Antigen) e a microflora de uma mãe (periodontite rapidamente progressiva), de um sexo mais velho (periodontalmente saudável), de um filho mais novo (periodontite juvenil localizada) e de uma filha (Periodontite Juvenil Localizada). Os resultados mostraram que a A.A. era dominante nas bolsas de todos os indivíduos. A mãe e os 2 filhos mostraram uma quimiotaxia de neutrófilos deprimida à N-formil-metionil-leucil-fenilalamina. Todos os indivíduos, exceto o filho mais velho, apresentavam rácios T4/T8 baixos. A mãe e a filha apresentavam níveis elevados de títulos de IgG para P.gingivalis. Todos os indivíduos tinham em comum os fenótipos do Antigénio Leucocitário Humano DRW52 e DQ1. A família serviu de modelo para a compreensão dos factores de defesa do hospedeiro no desenvolvimento da periodontite de início precoce.

Ohyama H., Takashiba S. e Oyaizu K. (1996)9 A tipagem do ADN foi efectuada em 24 doentes japoneses com periodontite de início precoce (Early onset periodontitis) utilizando o método da reação em cadeia da polimerase (Polymerase chain reaction-RFLP) para investigar uma associação da suscetibilidade à periodontite de início precoce com os alelos específicos do Antigénio Leucocitário Humano de Classe II. Os alelos DRB1* 1401, DRBI* 1501, DRBI* 0503 e DQBI 0602 foram encontrados com maior frequência nos doentes com periodontite de início precoce do que nos controlos saudáveis. Em contraste, o DRBI* 0405 e o DQBI* 0401 foram encontrados com menor frequência nos doentes com periodontite de início precoce. Os resultados sugerem que a molécula DQBI desempenha um papel crucial na patogénese da periodontite de início precoce e que a suscetibilidade à periodontite de início precoce pode ser determinada pela capacidade de ligação entre o péptido e os antigénios do Antigénio Leucocitário Humano-DQ.

Holla L.J. et al (2001)[5] para investigar se os genes codificados no antigénio leucocitário humano de classe III podem conferir suscetibilidade à periodontite, foram analisados polimorfismos nos genes do endotélio-9 e do fator de necrose tumoral-^ juntamente com o polimorfismo I/D do gene da enzima de conversão da angiotensina. No entanto, tendo em conta o número de resultados significativos, pelo menos uma parte das associações observadas pode ser obviamente real e os nossos resultados sugerem que as interacções dos genes do Fator de Necrose Tumoral-^, ET-1 e ACE podem estar envolvidas na suscetibilidade à periodontite do adulto.

Stein J., et al (2003)[12] objetivo deste estudo foi investigar a incidência de homozigotia, heterozigotia e haplótipos estimados do Antigénio Leucocitário Humano em grupos caucasianos alemães com periodontite agressiva e crónica generalizada em comparação com probandos de controlo sem periodontite. Concluiu-se que a variedade de associações do Antigénio Leucocitário Humano e, por conseguinte, a dificuldade de atribuir marcadores únicos do Antigénio Leucocitário Humano à doença periodontal. A suscetibilidade/resistência tanto da periodontite agressiva como da crónica pode ser influenciada por combinações particulares de marcadores do Antigénio Leucocitário Humano. As diferentes associações na periodontite agressiva e crónica indicam diferentes factores de suscetibilidade/resistência para ambas as doenças.

PERIODONTITE PRÉ-PÚBERE :

Page R.C., Bowen T. e Altman L. (1983)[1] O objetivo deste relatório é definir a periodontite pré-púbere como uma entidade clínica, estabelecer critérios de diagnóstico, demonstrar características clínicas, radiográficas e históricas, documentar a progressão e explorar métodos de tratamento.

Shapira L., Schlesinger M. e Bimstein E. (1997)[2] Este estudo apresenta os achados clínicos e a distribuição da periodontite pré-púbere numa família alargada com elevada prevalência desta entidade. A expressão de marcadores de superfície e de moléculas de adesão nos linfócitos periféricos foi também estudada. Aproximadamente 50% das crianças sofriam de periodontite pré-púbere e os gémeos idênticos eram afectados de forma semelhante, mas não idêntica. Foram encontradas formas localizadas e generalizadas de periodontite pré-púbere. A elevada prevalência de periodontite pré-púbere nos dois ramos desta família e o facto de os gémeos idênticos terem sido afectados de forma semelhante sugerem uma forte predisposição genética para a periodontite pré-púbere. O pedigree da família é consistente com um modo de transmissão autossómico dominante. A coexistência de formas localizadas e generalizadas da doença em irmãos sugere a mesma etiologia genética para ambas as entidades com variabilidade na expressão da doença.

DOENÇA PERIODONTAL E GRUPOS SANGUÍNEOS :

Pradhan A.C., et al (1971)[2] o objetivo do presente estudo era determinar a relação entre a doença periodontal e os grupos sanguíneos, com especial referência ao estatuto de secretor. 600 estudantes de medicina constituíram o grupo de estudo e 3 grupos de controlo foram tomados em paralelo. A pontuação periodontal foi efectuada pela técnica de Ramfjord e a determinação do grupo sanguíneo foi efectuada pelo método de lâmina e tubo e o estatuto de secretor foi testado pelo método de hemaglutinação. Foi encontrada uma relação estatisticamente significativa entre as doenças periodontais e os grupos sanguíneos, mas nenhuma com o estatuto de secretor. Esta relação aponta para uma possível base genética para a etiopatogénese da doença periodontal, que deve ser mais explorada através da realização de estudos alargados.

Kaslick R.S., West T.L. e Chaseus A.I. (1980)[1] O objetivo do estudo foi investigar a associação entre grupos sanguíneos, antigénios H2-A e doença periodontal. Foram estudados 238 caucasianos para a tipagem sanguínea ABO e para os antigénios HL-A. Os indivíduos foram divididos em grupo normal, gengivite ulcerativa necrosante, gengivite crónica, periodontose e periodontite. Os resultados mostraram que o grupo de gengivite crónica era significativamente diferente no agrupamento ABO do que o grupo de controlo, tendo os indivíduos com gengivite uma maior percentagem de tipos AB e uma menor percentagem de tipos O. O grupo de periodontose mostrou uma tendência para mais grupos sanguíneos A e B e uma percentagem menor de grupo O do que os controlos. Em comparação com o grupo normal, verificou-se uma redução significativa na frequência do Antigénio Leucocitário Humano2 nos grupos com periodontite e uma tendência para a redução da frequência no grupo com periodontose.

Vandana K.L. e Savitha S. (1995)[3] tinham como objetivo estudar o perfil hematológico de doentes com periodontite rapidamente progressiva. Concluiu-se que a maioria dos casos de periodontite rapidamente progressiva eram AB +ve e O +ve e que havia uma redução da Hb% e um aumento do nível de ESR e da contagem de eosinófilos.

PERIODONTITE E NEUTROPENIA :

Deasy M.J., Vogel I.R. e Sobrinho B.H. (1980)[2] é apresentado um caso raro de doença periodontal associada a neutropenia crónica benigna familiar. As histórias médica, dentária e familiar, bem como as observações clínicas e histológicas são descritas e discutidas.

McMullen J.A., Van Dyke T.E. e Horoszewicz H.U. (1981)[5] No presente estudo, a função do neutrófilo foi avaliada em pacientes com uma história familiar de diabetes mellitus e periodontite grave. A função quimiotáctica dos neutrófilos de 2 grupos de pacientes, ambos com periodontite grave, um grupo com uma história familiar de diabetes com potencial para tolerância anormal à glucose (Pot-AgT) e o outro grupo sem história familiar de diabetes. 13 dos 24 doentes do grupo POT-AGT apresentaram uma quimiotaxia de neutrófilos deprimida. Em contraste, a quimiotaxia de neutrófilos estava normal ou elevada em 19 dos 20 pacientes que não tinham história familiar de diabetes, mas tinham doença periodontal grave. Estes resultados apoiam o conceito de que, em indivíduos com função ou número de neutrófilos deprimidos, é provável que se verifique uma periodontite grave.

Baehni P.C., Payot P. e Tsai C.C. (1983)[1] É relatado um caso de neutropenia crónica num rapaz de 12 anos. O doente apresentava uma inflamação gengival grave e perda de osso alveolar. A análise imunológica do soro do doente revelou a presença de anticorpos ppt contra componentes antigénicos dos actinomicetos actinomycetem-comitans (Aa) Y42 e 652. Verificou-se também que o soro neutralizava a atividade luekotóxica dos actinomicetos actinomycetemcomitans. Y4. A etiologia e a patogénese da doença periodontal em doentes neutropénicos são discutidas tendo em conta estes resultados.

Prichard J.F., Ferguson D.M. and Windmiller J. (1983)[6] A neutropenia é uma doença sanguínea transitória ou crónica caracterizada por uma diminuição do número de leucócitos polimorfonucleares (PMNs) circulantes. A estomatite e a gengivite são frequentemente observadas em doentes com neutropenia. Por conseguinte, o diagnóstico de patologias orais graves de origem obscura deve incluir uma contagem diferencial de glóbulos brancos. Este relatório tem como objetivo ilustrar a importância da avaliação laboratorial em doentes dentários com destruição periodontal invulgar ou outras alterações orais inexplicáveis.

Genco R.J., et al (1986)[3] o perfil imunológico dos doentes com PLJ sugere que uma disfunção locomotora dos neutrófilos associada às células é uma imunodeficiência subjacente fundamental que resulta numa maior suscetibilidade à infeção periodontal. Estas alterações nos componentes da superfície dos neutrófilos e a sua quimiotaxia reduzida podem resultar de uma anomalia geneticamente determinada. Estudos que demonstram a natureza familiar tanto da desordem quimiotáctica dos neutrófilos como da entidade clínica representada pela PLJ apontam para um forte papel dos determinantes genéticos na doença que afectam os receptores de superfície dos neutrófilos.

Kristila V., Sewon L. e Laine J. (1993)[4] O objetivo deste estudo foi descrever o estado periodontal e o tratamento de três adolescentes de uma família finlandesa com neutropenia familiar. A mãe também foi diagnosticada com neutropenia. Concluiu-se que a terapia periodontal, incluindo a destartarização, a cirurgia e a utilização de agentes antimicrobianos, pode ser bem sucedida em doentes com neutropenia familiar e que esses doentes não são necessariamente candidatos a uma extração total da boca. Concluiu-se que o papel dos agentes estimuladores de granulócitos na sua utilização no tratamento destes doentes precisa de ser estabelecido.

A GENÉTICA COMO FACTOR DE RISCO :

Johnson N.W., Griffiths G.S. e Wilton J.M.A. (1988)[7] A doença periodontal já não pode ser considerada como uma condição universalmente prevalecente, à qual todos os membros da população mundial correm o mesmo risco se não praticarem uma boa higiene oral. Esta revisão procura dar uma classificação de trabalho dos diferentes tipos de gengivite e periodontite, como um resumo das abordagens teoricamente possíveis para a deteção de grupos e indivíduos de alto risco.

Beck J.D. (1994)2 Este documento apresenta alguns princípios de conceção de estudos de avaliação de riscos. Além disso, são apresentadas as escolhas que devem ser feitas para decidir o que é risco elevado e o tipo de modelo a construir, juntamente com as implicações de cada alternativa. São apresentados e discutidos termos como indicadores de risco, factores, preditores, modelos e modelos de previsão.

Hassell T.M., Harris E.L. (1995)5 Este artigo apresenta uma breve história do desenvolvimento da epistemologia genética e, em seguida, descreve os três principais mecanismos de investigação através dos quais podem ser abordadas questões sobre a componente hereditária das doenças nos seres humanos. Durante os últimos cinco anos, os investigadores reiniciaram a procura do componente hereditário na suscetibilidade à doença periodontal comum do adulto; este pequeno, mas crescente corpo de literatura é revisto. São apresentadas aplicações recentes de métodos in-vitro para análise genética na investigação periodontal

Hart T.C. (1996)[4] analisou os factores de risco genéticos para as doenças de início precoce da periodontite e apresenta alguns dos potenciais factores genéticos que podem ser úteis no desenvolvimento de perfis de risco epidemiológicos moleculares para a periodontite de início precoce.

Newman M.G. (1997)[12] A descoberta de um marcador genético que está altamente associado ao aumento do risco de periodontite grave é um grande avanço na gestão clínica de todos os pacientes dentários. O marcador não é um diagnóstico, mas sim um teste de prognóstico. Os indivíduos que possuem o marcador têm uma probabilidade 6 a 19 vezes maior de contrair periodontite grave do que aqueles que não possuem o marcador. Estima-se que 30% da população dos EUA terá um resultado positivo. Esta nova informação complementa a investigação existente no domínio da microbiologia e da imunologia. Uma limitação da visão estabelecida da etiologia da doença periodontal torna difícil explicar aos pacientes porque é que estão mais ou menos em risco com base apenas no nível de higiene oral. Também tem sido difícil de prever porque cada pessoa responde de forma diferente à sua própria placa bacteriana. A descoberta genética ajuda a explicar porque é que algumas pessoas com pouca placa bacteriana têm muita doença e porque é que outras pessoas com muita placa bacteriana têm apenas problemas menores.

Aldred M.J. e Bartold P.M. (1998)[1] O papel da genética na manifestação das doenças periodontais pode estar relacionado com a manifestação de uma condição periodontal diretamente relacionada com um fator, condição ou síndrome genético. Em alternativa, a manifestação da doença periodontal pode ser o resultado de uma combinação de variações genéticas que tornam o indivíduo suscetível à doença através de uma interação com factores ambientais. Os modos de hereditariedade foram revistos juntamente com as influências genéticas nas doenças adquiridas do periodonto e os efeitos das doenças hereditárias no periodonto.

Kobayashi T., et al (2000)[8] avaliou se os polimorfismos FCyR também estão associados à periodontite generalizada de início precoce (G-EOP) em pacientes japoneses. Foram efectuados genótipos Fcy R para 3 polimorfismos bi-alélicos em 38 pacientes japoneses com G-EOP e 83 pacientes japoneses com AP. Concluiu-se que o alelo Fcy R 11b - NA2 e possivelmente o Fcy R11a - 158 F poderiam estar associados à suscetibilidade à G-EOP em pacientes japoneses.

Hodge P. e Michalowicz B.S. (2001)[6] O objetivo desta revisão é apresentar uma visão geral das abordagens de estudo, utilizadas para investigar o papel dos factores genéticos na doença periodontal, o conhecimento atual da base genética da periodontite pré-púbere, da periodontite localizada e generalizada de início precoce e da periodontite do adulto.

Kobayashi T., et al (2001)[9] avaliou se os polimorfismos Fcy R também estão associados à gravidade da Periodontite Crónica (PC). Os genótipos de Fcy R para 3 polimorfismos bi-alélicos foram determinados em 50 doentes japoneses não fumadores com PC grave e 39 doentes japoneses não fumadores com PC moderada e em 64 controlos saudáveis não fumadores e da mesma raça, através da reação em cadeia da polimerase específica do alelo. Concluiu-se que o alelo Fcy R111a - 158V e possivelmente o Fcy R111b - NA2 estão associados à gravidade da LPP em doentes japoneses.

Kornman K.S. (2001)[11] Sabe-se que a maioria dos adultos tem apenas gengivite e uma periodontite localizada muito ligeira. Uma pequena percentagem de adultos tem periodontite grave generalizada. Reconhecemos que alguns factores de risco atualmente conhecidos e mensuráveis, incluindo a diabetes, o tabagismo e a genética, podem identificar os doentes que estão em risco de sofrer de casos gerais graves que requerem uma terapia extensiva. Esta revisão irá revelar as evidências que sugerem a mudança no nosso conhecimento e compreensão da doença periodontal.

Chung H.Y., et al (2003)[3] O objetivo foi examinar o significado clínico dos alótipos GM (23) e dos genótipos FcyR na periodontite na população de Taiwan, tendo sido recolhido o ADN genómico de 50 pacientes com periodontite crónica, 30 pacientes com periodontite agressiva generalizada e 74 pacientes saudáveis. Os alotipos GM (23) foram determinados por teste de imunodifusão radial e os FcyR IIA (CD32) e IIIb (CD16) foram determinados por hibridação de oligonucleósido alelo-específico baseada em PCR. Concluiu-se que o alótipo GM (23-) pode ser um potencial fator de risco para a periodontite crónica. Embora o alelo R131 de FcyR IIA tenha ocorrido mais frequentemente em G-AP do que em CP, o seu significado clínico não pôde ser justificado no estudo.

Koboyashi T., Ito S. e Yamamoto K. (2003)[10] O objetivo deste estudo foi avaliar se os polimorfismos do gene FcyR estão associados ao risco de periodontite em doentes com lúpus eritematoso sistémico. O estudo consistiu em 42 doentes com lúpus eritematoso sistémico com periodontite, 18 doentes com lúpus eritematoso sistémico sem periodontite, 42 indivíduos saudáveis com e sem periodontite, todos eles japoneses não fumadores. O ADN genómico foi isolado do sangue periférico e os genótipos de FcyR foram determinados por reação em cadeia da polimerase específica do alelo. Os resultados mostraram que os alelos Fc e RII a - R131 estão associados ao risco de periodontite em doentes com lúpus eritematoso sistémico.

TERAPIA GÉNICA E REGULAÇÃO GÉNICA :

Slavkin H.C. (1988)[5] Esta discussão resume resultados recentes utilizando embriologia experimental, tecnologia de ADN recombinante e imunocitologia no contexto de interacções epiteliais mesenquimais instrutivas associadas à diferenciação epitelial em ameloblastos, à diferenciação do ectomesênquima em odontoblastos e à biomineralização da matriz extracelular da dentina e do esmalte. Concluiu-se que o órgão dentário oferece oportunidades em vários níveis de organização biológica para investigar processos celulares, moleculares e de desenvolvimento.

Slavkin H.C. (1989)[6] Esta revisão vai desde a introdução da tecnologia do ADN recombinante, no final dos anos 1970, até aos rápidos avanços na estrutura genética e genómica, nos anos 1980. A aplicação desta terminologia fornece agora informações sobre a natureza e o possível tratamento de doenças hereditárias ao longo da vida humana, métodos para clonar genes estruturalmente importantes e para produzir biomateriais geneticamente modificados para a dentisteria protética.

Baum B.J. e Connell B.C.O. (1995)2 Esta extensa revisão sobre a terapia genética, desde a questão o que é a terapia genética, aos princípios gerais, lista selecionada de estudos de transferência de genes humanos atualmente aprovados, os métodos de transferência de genes, utilizações da transferência de genes, aplicação da terapia genética ao cancro oral, transferência de genes para queratinócitos da mucosa oral, para glândulas salivares, até ao futuro da transferência de genes e o seu impacto na medicina dentária.

Slavkin H.C. (1996)[7] Esta revisão esclarece o que é a terapia genética, o significado e as mudanças que podem ser provocadas pela terapia genética e como desenvolver novos diagnósticos e terapias baseadas em genes para tratar doenças humanas complexas.

Bartold P.M. e McCulloch C.A.G. (2000)[1] Esta revisão apresenta uma breve panorâmica dos procedimentos regenerativos utilizados até à data, incluindo abordagens cirúrgicas, condicionamento da superfície radicular, materiais de implante, regeneração tecidular guiada e factores de crescimento para a regeneração. Uma análise aprofundada do processo regenerativo, incluindo a seleção, diferenciação e maturação das células, os mediadores solúveis envolvidos, o papel da matriz extracelular e a engenharia de tecidos periodontais através da incorporação de células com fenótipos adequados e mensagens instrutivas. Conclui com a nota de que são necessários mais estudos para alcançar uma verdadeira regeneração a um nível consistente com a saúde e, assim, restaurar a forma e a função originais da dentição, com uma consequente melhoria da taxa de retenção.

Baum B.J., Tran S.D. e Yamano S.C. (2002)[3] Neste artigo, os autores consideram os progressos da investigação desde 1995 e reexaminam a sua conclusão anterior de que em sete áreas da prática dentária: - reparação óssea, glândulas salivares, doenças auto-imunes, dor, variações do ADN, queratinócitos e cancro. Apesar dos obstáculos que impedem a utilização clínica de rotina da transferência de genes, a terapia genética terá um impacto generalizado e significativo nas áreas da prática dentária baseadas na ciência biológica. Conclui-se que, até 2015, isto se traduzirá no facto de os profissionais disporem de uma vasta gama de novas opções de tratamento biológico para os seus pacientes.

Jin Q.M., Anusaksathien O. e Webb S.A. (2003)[4] Este estudo mostra que a administração local e direccionada de genes da proteína morfogenética óssea-7 (BMP-7) pode reparar estruturas de suporte periodontal perdidas. Este estudo utilizou a transferência ex vivo do gene da Proteína Morfogenética Óssea-7 para estimular a engenharia de tecidos de feridas do osso alveolar. Os fibroblastos dérmicos singénicos (SDFs) foram transduzidos ex vivo com adenovírus, quer com a proteína fluorescente verde, a Proteína Morfogenética Óssea-7, quer com um antagonista da bioatividade da Proteína Morfogenética Óssea, o naggin. Os resultados mostraram que o tratamento com ad-naggin tendeu a inibir a osteogénese em comparação com os espécimes tratados com o controlo e com a proteína morfogenética óssea. As lesões ósseas tratadas com a administração do gene Ad- Bone Morphogenetic Protein-7 demonstraram uma rápida condrogénese, com subsequente ostogénese, cementogénese e uma ponte previsível dos defeitos ósseos periodontais.

PERIODONTITE E HIPOFOSFATASIA :

Watanabe H., Umeda M. e Saki T. (1993)2 **descrevem** um doente do sexo masculino com hipofosfatasia (15 anos e 6 meses de idade). Foram efectuadas análises ao sangue e à urina, exame oral e periodontal, títulos de anticorpos séricos por ELISA, medições de quimiotaxia de monócitos e neutrófilos e testes de imunidade celular. Foram detectados níveis baixos de ALP no soro e de PEA na urina, a quimiotaxia dos monócitos e dos neutrófilos apresentou valores normais, as células assassinas naturais CD2+ e CD3+ estavam ligeiramente deprimidas e elevadas. Foi observada uma elevação dos anticorpos séricos contra P.gingivalis, que foi associada à destruição da hipofosfatasia deste doente, mas outras anomalias dentárias, como a formação anormal de dentina, esmalte e cemento, também podem ter contribuído para a patologia periodontal.

Plagmann H.C. et al (1994)[1] A hipofosfatasia é uma doença hereditária rara, cujo primeiro sinal clínico é frequentemente a perda prematura de dentes decíduos. Este relatório descreve os achados clínicos, histológicos e ao microscópio eletrónico de varrimento de 2 casos de hipofosfatasia de uma única família e discute os mecanismos patológicos com referência à literatura.

POLIMORFISMOS DA INTERLEUCINA E PERIODONTITE :

Kornman K.S., et al (1997)[28] Este estudo tem como objetivo relatar um genótipo específico do grupo polimórfico do gene da Interleucina-1 que foi associado à gravidade da periodontite em não fumadores e distinguiu os indivíduos com periodontite grave daqueles com doença ligeira. 135 doentes foram divididos em 3 categorias de periodontite ligeira, moderada e grave e ainda em fumadores e não fumadores. Verificou-se que, nos fumadores, a doença grave não estava correlacionada com o genótipo. Neste estudo, 86,0% dos doentes com periodontite severa foram contabilizados quer pelo tabagismo quer pelo genótipo da Interleucina-1. Este estudo demonstra que os marcadores genéticos específicos, que têm sido associados ao aumento da produção de Interleucina-1, são um forte indicador de suscetibilidade à periodontite grave em adultos.

Colombo A.P., et al (1998)[10] O objetivo desta investigação foi comparar os níveis de IgG2 sérica, a frequência de deteção de alótipos Gm (23) - negativos e a frequência de deteção de haplótipos de receptores Fcy R11a e Fcy R111b em 32 indivíduos refractários, 54 tratados com sucesso e 27 indivíduos periodontalmente saudáveis. Concluiu-se que o nível sérico de IgG2, o alótipo Gm (23), os haplótipos dos receptores Fcy R11a e Fcy RIIIb e o estado de fumador estavam fracamente relacionados ou não estavam relacionados com o estado clínico. Concluiu-se que esta falta de relação pode ter sido devida a uma realidade de ausência de relação, ou ao agrupamento inadvertido de indivíduos em que estes factores eram de importância primária com indivíduos em que estes factores desempenham um papel menos importante.

Gillian M.P., et al (1998)[19] determinaram os genótipos de TNF de 3 polimorfismos bi-alélicos em 32 pacientes caucasianos com periodontite adulta, 32 controlos oralmente saudáveis e correlacionaram com a produção de TNF-a por leucócitos polimorfonucleares orais (PMN). Os resultados indicaram que o nível de produção de TNF-a por PMN orais se correlacionou com o genótipo de TNF-a em pacientes com periodontite adulta, com produção aumentada encontrada no genótipo T1, 2. Concluiu-se que são necessários mais estudos para determinar se o genótipo do TNF é um fator de risco para a gravidade da doença na população oral.

Gore E.A. et al (1998)[20] efectuaram um estudo para detetar a associação do alelo 2 da interleucina-1 |3 + 3953 com o estado da doença na periodontite dos adultos. Concluiu-se que a frequência dos genótipos da IL-1 |3, incluindo o alelo 2 do polimorfismo alélico do comprimento do fragmento de restrição da IL-1 |3, estava significativamente aumentada em doentes com periodontite avançada do adulto, em comparação com os doentes com doença precoce e moderada. Verificou-se um desequilíbrio de ligação significativo entre o alelo 2 do polimorfismo IL-1 |3 + 3953 e o alelo 2 do polimorfismo bi-alélico IL-1a 889 tanto nos doentes como nos controlos oralmente saudáveis.

Diehl S.R., et al (1999)[14] para detetar se os polimorfismos da IL-1 a e da IL-1P poderiam também estar associados à periodontite de início precoce (EOP) em 28 famílias afro-americanas e 7 famílias caucasianas americanas com 2 ou mais membros afectados. Os resultados mostraram evidências altamente significativas de desequilíbrio de ligação para o G-EOP afro-americano e caucasiano e também para o LJP. Concluiu-se que estes resultados são mais consistentes com uma interpretação da EOP como uma doença complexa e oligogénica, com a variação genética da IL-1 a contribuir para uma influência importante, mas não exclusiva, no risco de doença.

Ehmke B. et al (1999)[15] tinham como objetivo avaliar o valor prognóstico do haplótipo IL-1 na progressão da doença periodontal após a terapia. 48 pacientes adultos com periodontite não tratada que albergava Actinobacillus actinomycetemcomitans para

Porphyromonas gingivalis foram aleatoriamente designados para receber destartarização total da boca (controlo) ou em combinação com metronidazol sistémico, amoxicilina e irrigação supragengival com gluconato de clorexidina (teste). Os resultados indicaram que o haplótipo IL-1 pode ter um valor limitado para o prognóstico da progressão da doença periodontal após terapia periodontal não cirúrgica.

Kinane D.F., et al (1999)[27] tinha como objetivo investigar possíveis ligações entre a eop generalizada (GEOP) e os genes que regulam a expressão das citocinas fator de necrose tumoral (TNF) e interleucina-10 (IL-10). Foram analisadas sequências de DNA de marcadores microssatélites correspondentes a variações fenotípicas na resposta às citocinas. Concluiu-se que não foram encontradas ligações entre GEOP e microssatélites nos loci TNFa, IL10 R ou IL10 G.

Kornman K.S., et al (1999)[29] variações nos genes que regulam a resposta da Interleucina-1 têm sido associadas tanto à doença periodontal como à doença cardiovascular. Novos dados indicam que um padrão de polimorfismos genéticos da Interleucina-1, caracterizado por marcadores de Interleucina-IA (+4845) e Interleucina-IB (+3954), está associado à periodontite, mas não a determinadas medidas de aterosclerose. Outro padrão genético da Interleucina-1, caracterizado pelos marcadores Interleucina-IB (-511) e Interleucina-1 RN (+2018), está associado à formação de placa aterosclerótica, mas não à periodontite. Este estudo procura explicar como os factores genéticos da Interleucina-1 implicados na doença periodontal podem estar envolvidos na doença cardiovascular.

Michael K., McGuire e Nunn M.E. (1999)[38] Foi avaliado um subgrupo da população para determinar se o conhecimento do genótipo da Interleucina-1 dos pacientes melhoraria a exatidão na atribuição do prognóstico e na previsão da perda dentária. O estudo concluiu que o conhecimento do genótipo da Interleucina-1 e do estado de fumador dos pacientes melhorará a capacidade dos clínicos para atribuir com precisão o prognóstico e prever a sobrevivência dos dentes.

Walker J.S., et al (2000)[49] determinaram a prevalência dos polimorfismos dos genótipos IL-1a e Il,-1|3 numa população de controlo afro-americana (AA) e em 37 afro-americanos com periodontite juvenil localizada (LJP). Os loci IL-1 a + 4845 e IL-1 [3 + 3953 foram genotipados por amplificação por PCR, seguida de digestão com enzimas de restrição e eletroforese em gel. Concluiu-se que, dada a elevada frequência do alelo "1" da IL-1 |3 na população afro-americana, parece que o conhecimento deste polimorfismo +3953 forneceria pouca informação diagnóstica ou preditiva para a PLJ.

Armitage G.C., et al (2000)[1] O objetivo deste estudo era determinar a prevalência do genótipo composto de IL-1 em indivíduos de origem chinesa e também avaliar se existia uma associação entre o genótipo composto e a gravidade da doença periodontal. As amostras de sangue de 300 voluntários chineses foram analisadas para os polimorfismos IL-1A+4845 e IL-1B+ 3954 utilizando a reação em cadeia da polimerase (PCR). Os resultados mostraram que 7 dos 300 indivíduos eram portadores do genótipo composto de IL-1, constituído pelo alelo 2 de |3 IL-1A + 4845 e IL-1B = 3954. O alelo 2 do polimorfismo IL-1A + 4845 foi transportado por 17,0% e o alelo 2 do polimorfismo IL-1P + 3954 foi transportado por 3,3%. Concluiu-se que a prevalência dos polimorfismos IL-1A e IL-1P é dramaticamente mais baixa nos chineses do que nos europeus.

Lang N.P., Tonetti M.S. e Suter J. (2000)[31] objetivo deste ensaio longitudinal foi estudar a associação entre as variantes alélicas do complexo genético da Interleucina-1 e a inflamação gengival. 323 pacientes foram submetidos a um exame periodontal. Uma amostra de sangue de cada paciente foi analisada para a presença de alótipos específicos do complexo do gene da Interleucina-1. 2 polimorfismos localizados a + 4845 pb na região da Interleucina-1a e a +3954 pb na região da Interleucina-1 [3] foram avaliados por reação em cadeia da polimerase. A população era constituída por 90 fumadores actuais e 94 ex-fumadores. Concluiu-se que o aumento da prevalência e incidência de hemorragia onprobing observada em indivíduos com genótipo positivo para a Interleucina-1 indica que alguns indivíduos têm uma resposta hiper-inflamatória geneticamente determinada que se expressa na resposta clínica dos tecidos periodontais.

Mark L.L., Haffajee A.D. e Socransky S.S. (2000)[33] O presente estudo tem como objetivo determinar se os indivíduos com periodontite positivos ao teste de suscetibilidade periodontal (PST) apresentam uma produção elevada de Interleucina-1|3, em comparação com os doentes com periodontite negativos ao teste de suscetibilidade periodontal. Os monócitos do sangue periférico foram obtidos de 10 indivíduos com teste de suscetibilidade periodontal + 1 teste de suscetibilidade periodontal -ve, com idade e doença equilibradas, com formas adultas de periodontite. Os monócitos foram cultivados com um painel de estimulantes bacterianos. Os resultados demonstram que os monócitos de pacientes com teste de suscetibilidade periodontal positivo e negativo não apresentaram diferenças significativas na produção de interleucina-1 [3] em resposta a qualquer estimulante testado. Os agentes patogénicos periodontais como P.gingivalis, B.forsythus e P.intermedia não conseguiram estimular respostas mais elevadas de Interleucina-1 [3 em comparação com espécies associadas à saúde. Concluiu-se que os loci genéticos, para além dos polimorfismos do teste de suscetibilidade periodontal, são reguladores importantes das respostas dos monócitos à Interleucina-1.

McDevitt M.J., Wang H.W. e Knobelman C. (2000)[35] Este estudo demonstra que o genótipo composto da Interleucina-1 está significativamente associado à gravidade da periodontite em adultos. Também confirmou que tanto o genótipo da Interleucina-1 como o historial de tabagismo constituem factores de risco objectivos para a doença periodontal num ambiente de clínica privada.

Sanctis M.D. e Zuchelli G. (2000)[42] O objetivo deste estudo foi avaliar o impacto do genótipo na manutenção da ligação clínica obtida após a terapia cirúrgica de regeneração tecidular guiada (Guided tissue regeneration) em defeitos intra-ósseos profundos. Os resultados demonstram que a expressão do genótipo não afectou a resposta ao tratamento com regeneração tecidular guiada ao fim de 1 ano, mas teve um grande impacto na estabilidade a longo prazo (ano

4) . Num período de 3 anos, os doentes com genótipo positivo para a Interleucina-1 perderam cerca de 50% do nível de inserção clínica ganho no primeiro ano e tinham cerca de 10 vezes mais probabilidades de sofrer uma perda de nível de inserção clínica > 2 mm, quando comparados com os doentes com genótipo negativo, que tinham a mesma higiene oral.

Socransky S.S., et al (2000)[46] tinha como objetivo comparar parâmetros microbiológicos em indivíduos adultos com genótipo IL-1 negativo e positivo com uma gama de graus de periodontite. O estudo incluiu 108 indivíduos em bom estado de saúde geral. O nível de 40 taxa subgengivais foi determinado em cada amostra utilizando a hibridização DNA-DNA de placa de controlo. Concluiu-se que os indivíduos com genótipo positivo apresentavam mais frequentemente níveis mais elevados de espécies dos complexos "vermelho" e "laranja", que são conhecidas por estarem fortemente associadas a medidas de inflamação periodontal.

Bach J.A., Wara-Aswapati N., Auron P.E. (2001)[2] Esta revisão examina um fator bem caracterizado, a interleucina 1 (Interleucina-1), que tem recebido recentemente uma atenção considerável. Esta revisão resume algumas informações actuais sobre a importância da Interleucina-1 na periodontite, bem como a transdução de sinal da Interleucina-1, desde a ligação aos seus receptores de superfície celular, até à ativação de mediadores citoplasmáticos e factores de transcrição responsáveis pelas actividades celulares. À medida que outras etapas da transdução de sinal forem sendo melhor caracterizadas, estas poderão facilitar o desenvolvimento de melhores abordagens terapêuticas para controlar a inflamação e a destruição do tecido conjuntivo numa variedade de doenças.

Cattabriga M., et al (2001)[7] O objetivo deste estudo é avaliar o papel do polimorfismo da interleucina-1 (Interleucina-1) na taxa de perda óssea e dentária em pacientes não fumadores tratados periodontalmente durante a manutenção. Concluiu-se que, em média, não existiam diferenças significativas relacionadas com o genótipo da Interleucina-1 na perda dentária após 10 anos numa população periodontal não fumadora e bem mantida. Numa base individual do paciente, o genótipo da Interleucina-1, em combinação com os níveis ósseos iniciais, parece ser útil no início da terapia para prever a variação do nível ósseo.

Cullinan M.P., et al (2001)[12] investigaram a relação entre o genótipo da IL-1 e a periodontite num estudo longitudinal prospetivo numa população adulta de herança essencialmente europeia. 295 indivíduos foram submetidos a genotipagem do alelo e polimorfismos da IL-1. Os resultados deste estudo mostram que a interação do genótipo positivo da IL-1 com a idade, o tabagismo e o P.gingivalis sugere que o genótipo da IL-1 é um fator de risco contributivo, mas não essencial, para o prognóstico da doença periodontal.

Gustafsson A., Asman B. e Bergstrom K. (2001)[21] O objetivo deste estudo foi comparar a libertação de Interleucina-1 [3] de pacientes adultos com periodontite crónica e de um grupo de controlo periodontalmente saudável. Os resultados mostraram que as células mononucleares de pacientes com periodontite crónica libertam mais Interleucina-1 [3 em comparação com controlos saudáveis.

Hodge P.J., Riggio M.P. e Kinane D.F. (2001)[23] tinham como objetivo examinar os polimorfismos genéticos da IL-1A e da Il-1p em pacientes brancos caucasianos europeus não aparentados com periodontite generalizada de início precoce (GEOP). Foi realizada a reação em cadeia da polimerase (PCR) do gene IL-1A e do gene IL-1 |3 de 56 controlos e pacientes e os produtos da PCR foram submetidos a análise de polimorfismo de comprimento de fragmentos de restrição (RFLP). Concluiu-se que a facilidade de associação entre os polimorfismos da IL-1 e o GEOP, na população, traz a utilidade destes genes candidatos como marcadores de suscetibilidade a esta forma de periodontite.

Papanou P.N. et al (2001)[39] examinaram os polimorfismos no gene da interleucina 1 em relação ao estado periodontal, às bactérias subgengivais e aos anticorpos sistémicos contra o microbiota periodontal. Os polimorfismos no gene IL-1A na posição e 4845 e no gene IL-1B na posição +3953 foram estudados por PCR. Concluiu-se que o genótipo composto não conseguiu distinguir entre doentes com periodontite e controlos, mas correlacionou-se nos doentes com a gravidade da doença e as respostas dos anticorpos ao microbiota periodontal.

Shapira L., et al (2001)[44] tinha como objetivo investigar a possível ligação entre os 308 polimorfismos no gene TNF-a e a EOP. O ADN genómico foi extraído do sangue de 64 indivíduos de 11 famílias nucleares com EOP. Concluiu-se que os resultados actuais não demonstram qualquer ligação entre a EOP e o polimorfismo genético na posição 308 do promotor do TNF-a.

Yamazaki K., et al (2001)[51] teve como objetivo investigar se os polimorfismos do promotor estão associados à periodontite do adulto (AP) e à periodontite generalizada de início precoce (GEOP). O ADN genómico foi obtido de 34 pacientes com PA, 18 pacientes com GEOP e 52 controlos. A região promotora entre 5062 1140 foi amplificada por PCR e os polimorfismos foram detectados por sequenciação de nucleótidos. Os resultados mostraram que as frequências haplotípicas nos japoneses eram bastante diferentes das dos caucasianos e eram mesmo ligeiramente diferentes das dos chineses do sul com lúpus eritematoso sistémico. Concluiu-se que a produção de IL-10 pode ser regulada no âmbito da complexa rede de citocinas na doença periodontal inflamatória crónica, mais do que os polimorfismos genéticos.

Holla L.I., et al (2002)[24] O objetivo deste estudo foi determinar se os polimorfismos no gene do fator de crescimento transformador-^ 1 podem conferir suscetibilidade à periodontite do adulto. Os resultados mostram que o gene do fator de crescimento transformador-[3 1] não influencia a suscetibilidade à periodontite do adulto. Não houve associação entre quaisquer polimorfismos no gene do fator de crescimento transformador-13 1, a gravidade da periodontite e o estatuto de fumador no estudo.

Caffesse R.G., et al (2002)[4] O estudo teve como objetivo investigar o efeito do polimorfismo do gene da Interleucina-1 numa população hispânica periodontalmente saudável tratada com cirurgia mucogengival. Concluiu-se que a saúde periodontal pode ser mantida com uma manutenção preventiva adequada, independentemente do genótipo presente, e que a resposta média à cirurgia mucogengival para cobrir recessões gengivais localizadas é semelhante, independentemente do genótipo periodontal da Interleucina-1; no entanto, a cobertura total é alcançada mais frequentemente em pacientes com genótipo negativo.

Caminaga R.M., Trevilatto P.C. e Souzer A.P. (2002)s Neste estudo foi investigada a relação entre o polimorfismo - 330 (T > G) no gene da Interleucina-2 e diferentes níveis de periodontite crónica. Concluiu-se que o polimorfismo no gene da Interleucina-2 está associado à severidade da doença periodontal. Os resultados apresentados sugerem um papel ativo da Interleucina-2 na patogénese da doença periodontal.

Creandijk J., Van K.N.I.V. e Velden V.D. (2002)[11] O objetivo deste estudo foi investigar 4 polimorfismos bi-alélicos no gene do Fator de Necrose Tumoral-a em relação à suscetibilidade e gravidade da periodontite. Concluiu-se que, independentemente do estado de tabagismo da população, o polimorfismo genético no gene do fator de necrose tumoral A não pode ser identificado como fator de suscetibilidade ou de gravidade da periodontite.

Meisel P., Siegemund A. e Dambrava S. (2002)[37] O objetivo deste estudo foi avaliar a influência genética nas variáveis periodontais em relação a factores ambientais. Foram avaliados clinicamente 154 indivíduos relativamente ao seu estado periodontal, à sua história de tabagismo e ao seu padrão alélico de Interluekin- 1a, Interleukin-1 P e Interleukin-1RN. Os resultados mostraram que não foram encontradas diferenças nas frequências alélicas ou nos alótipos combinados entre os indivíduos com sinais ligeiros ou moderados e aqueles com sinais graves de periodontite. Foram encontrados resultados semelhantes não significativos no que respeita à extensão da perda óssea. Foi observado um risco acrescido de perda de inserção mais prolongada em indivíduos portadores de mutações do genótipo combinado Interleucina-1 a / Interleucina-1RN, mostrando novamente um risco acrescido apenas em indivíduos com genótipo positivo e fumadores. Concluiu-se que os indivíduos não fumadores não correm risco, mesmo que tenham um genótipo positivo.

Berglundh T., Donati M. e Hahn-Zorii M. (2003)[3] O objetivo deste estudo foi investigar a associação de um polimorfismo do gene da Interleucina-10 com a periodontite crónica grave. Foram escolhidos 60 pacientes com periodontite crónica severa e generalizada e 39 pacientes saudáveis. O ADN foi isolado de células do sangue periférico e a genotipagem foi realizada através da combinação da reação em cadeia da polimerase com o mapeamento por endonuclease de restrição. A proporção de indivíduos que exibiram o genótipo 44 foi significativamente maior no grupo com periodontite grave do que no grupo periodontalmente saudável. A diferença relativa à ocorrência do fenótipo 44 entre os dois grupos foi mais evidente nos não fumadores e produziu um odds ratio de 6,1. Concluiu-se que o polimorfismo - 1087 da Interleucina-10 em indivíduos caucasianos de origem norte-europeia está associado à periodontite crónica grave.

Caminaga R.M., Trevilatto P.C. e Souza A.P. (2003)[6] Neste estudo foi investigada a relação entre o polimorfismo - 590 (C^T) no gene da Interleucina-4 e diferentes níveis de doença periodontal crônica. O ADN foi extraído de células epiteliais bucais de 113 indivíduos adultos não aparentados com diferentes níveis de periodontite. A técnica de reação em cadeia da polimerase-RFLP foi utilizada para investigar o polimorfismo no promotor do gene da Interleucina-4. Não foram encontradas diferenças significativas nas frequências alélicas e genotípicas dos polimorfismos entre os grupos de controlo e os grupos com doença periodontal. Concluiu-se que o polimorfismo -590 (C^ T) no gene da Interleucina-4 não está associado à suscetibilidade à doença periodontal crónica.

Christgan M., Ablanidis C. e Felden A. (2003)[8] Este estudo tem como objetivo avaliar a influência de um polimorfismo do gene da Interleucina-1 nos resultados clínicos e radiográficos da terapia de regeneração tecidular guiada. O estudo incluiu 47 pacientes adultos com periodontite com 94 defeitos intra-ósseos profundos tratados por regeneração tecidular guiada utilizando diferentes materiais de membrana. O índice de hemorragia da papila, a recessão gengival, o defeito da bolsa de sondagem, o nível de inserção clínica e o ganho de inserção relativa vertical foram medidos por alterações ósseas no regime do defeito devido à terapia de regeneração tecidular guiada e foram quantificados por radiografia de substracção digital (DSR).

De Souza A.P., Trevilatto P.C., Scarel-Laminaga R.M. (2003)[13] Foi investigada a associação entre o polimorfismo do TGF-P e a severidade da periodontite crónica. O DNA gnómico da mucosa oral de 87 pacientes foi amplificado por PCR e digerido com a endonuclease de restrição ECO 811. Os alelos foram separados por eletroforese em gel de poliacrilamida. Concluiu-se que o polimorfismo em bp-509 no promotor do TGF- [3, pode ter um pequeno efeito na modulação do processo inflamatório durante a periodontite.

Faizuddin M., Bharathi S.H. e Rohini N.V. (2003)[16] Este estudo foi concebido para descobrir a relação entre os níveis de inteiieucina-1 [3] no GCF e o estado inflamatório dos tecidos periodontais na população indiana. Foram seleccionados 60 pacientes e divididos em 3 grupos de gengiva clinicamente saudável sem perda de inserção, gengivite sem perda de inserção e gengivite com perda de inserção. Foram utilizadas pipetas microscópicas para recolher amostras de FGC e analisadas quanto à presença de Interleukin-l [3] utilizando o kit ELISA. Os resultados mostraram que a concentração de Interleucina-113 no FGC dos doentes do Grupo III é superior à do Grupo II. O valor composto obtido dentro dos grupos e os valores sobrepostos nos Grupos II e III poderiam indicar o papel dos polimorfismos genéticos na determinação da qualidade da Interleucina-113 produzida e o papel contributivo de outras citocinas que partilham uma atividade biológica semelhante.

Fassmann A. et al (2003)[17] Este estudo procura investigar uma associação entre a periodontite crónica e 2 polimorfismos bialélicos previamente descritos no locus do TNF: Transição de G para A na posição -308 na região promotora 3' do gene TNF-Alpha. e um polimorfismo de comprimento de fragmento de restrição (RFLP) NCO I no primeiro intra do gene da linfotoxina alfa (LT-Alfa). Concluiu-se que os genótipos combinados compostos pelos polimorfismos dos genes TNF-alfa e LT-alfa podem influenciar a suscetibilidade à periodontite crónica. Comparando os dois genes, o genótipo 1/1 do polimorfismo NCO I no primeiro intrão do gene LT-alfa é um marcador mais in formativo e pode ser um dos factores genéticos protectores contra a periodontite crónica na nossa população.

Feloutizis A., Lang N.P. e Tonetti M.S. (2003)[18] Este estudo tem como objetivo investigar o aumento do risco de perda óssea peri-implantar progressiva em pacientes fumadores e que possuem um polimorfismo no gene da Interleucina-1 P. Um grupo de 90 pacientes tratados com pelo menos um implante dentário de 1 fase participou numa investigação retrospetiva. Foram efectuadas radiografias no início do estudo e 5,6 anos mais tarde. Os resultados mostraram que, após a estratificação do estatuto de fumador, foram encontradas diferenças significativas no nível de osso alveolar e na perda óssea/ano entre fumadores intensos e não fumadores no grupo do genótipo positivo da Interleucina-1, mas não no grupo do genótipo negativo. Concluiu-se que, em fumadores intensivos, a presença de um polimorfismo funcionalmente significativo do complexo genético da Interleucina-1 está associada a um risco acrescido de perda óssea peri-implantar após a reconstrução protética e durante a manutenção periodontal.

Guzman S., Karina M. e Wang H.Y. (2003)22 Os objectivos deste relatório foram: (1) investigar a prevalência de periodontite numa população diabética, (2) avaliar a associação da periodontite com o controlo metabólico e (3) avaliar a periodontite em diabéticos com diferentes genótipos de IL-1 interluekin. Foram rastreados 100 pacientes diabéticos e recolhidas amostras de sangue para genotipagem das polimorfinas IL-1A (T4845), IL-1P (+3954), IL-1P (1-511) e IL-1RN (+2018). Concluiu-se que a baixa prevalência de alguns dos polimorfismos do gene da IL-1 nos grupos étnicos incluídos neste estudo limita a validade das conclusões sobre as associações dos genótipos com os achados clínicos, mas verificou-se uma tendência que sugere que o alelo 1 da IL-1 1 [3 (-511) e da IL-1beta (+3954) estava sobre-representado entre os diabéticos com doença periodontal.

Inagaki K., Krall E.A. e Fleet J.C. (2003)[25] Este estudo tem como objetivo comparar a progressão da doença periodontal entre polimorfismos dos genes 2VDR em homens num estudo longitudinal. Foram seleccionados 125 pacientes saudáveis acompanhados durante um período de 23 anos. Os polimorfismos dos genes Apa1 e Taq1 foram determinados a partir de células de buffy coat através da reação em cadeia da polimerase. Os resultados mostraram que a distribuição dos genótipos era de 41 Actinomycetes- actinomycetem comitans, 58 Actinomycetesactinomycetem comitans, 26 Actinomycetesactinomycetem comitans e 53 TT, 46 Tt e 26 tt. O polimorfismo Apa 1 do gene VDR está associado à perda óssea oral, à perda de inserção clínica e à perda de dentes em homens idosos. A análise dos alelos do gene VDR pode ser útil para prever a doença periodontal.

Jepsen S., Eberhard J. e Fricke D. (2003)[26] O objetivo deste estudo foi avaliar a relação entre o genótipo da Interleucina-1 e o desenvolvimento de gengivite experimental. 20 indivíduos adultos jovens, 10 com genótipo positivo e 10 com genótipo negativo. Os genótipos da Interleucina-1 foram determinados em amostras de ADN do sangue periférico utilizando análises de reação em cadeia da polimerase-RFLP para os polimorfismos da Interleucina-1- a e Il-1 |3. Foi permitido que a gengivite experimental se desenvolvesse em 2 sextantes posteriores por indivíduo. A hemorragia à sondagem e o GCF foram avaliados no início e nos dias 2, 7, 9, 14, 16 e 21. Concluiu-se, com base nos resultados, que não havia evidência de que o genótipo de risco da Interleucina-1 estivesse associado a um maior volume do FGC e a uma percentagem de hemorragia à sondagem durante o desenvolvimento da gengivite experimental.

Loos B.G., Leppers-Van De Staat F.G.J. e Van De Winkel J.G.J. (2003)[32] Investigar os polimorfismos genéticos em três FcyR em relação à suscetibilidade e gravidade da periodontite em 68 doentes com periodontite e 61 controlos para os genes FcyRIIa, FcyRIIIa e FcyRIIIb. Os resultados concluíram que o genótipo FcyRIIa - H/H131 pode ser um fator de suscetibilidade putativo para a periodontite em caucasianos do norte da Europa. Estes resultados precisam de ser verificados e a importância biológica destes resultados precisa de ser investigada.

McDevitt M.J., Russell C.M. e Schmid M.J. (2003)[34] A hipótese a ser testada foi a de que o aumento do contacto interoclusal iniciado por uma tala de curta duração aumentaria a mobilidade dentária e a citocina de reabsorção óssea interleucina (IL-1|3) no FGC, comparável ao genótipo positivo para IL-1 e ao aumento da gravidade da periodontite. 19 pacientes com periodontite crónica não fumadores que usavam talas oclusais nocturnas e que estavam a fazer manutenção periodontal foram avaliados em cinco momentos: 24 horas após o uso contínuo da tala; 1,2 e 3 dias após a interrupção do uso da tala oclusal e 14 dias após o reinício do uso habitual da tala nocturna. Os resultados sugerem que a descontinuação a curto prazo da terapia com talas oclusais em pacientes com periodontite não fumadores submetidos a manutenção periodontal não resulta em potenciais sinais de trauma oclusal precoce.

Meisel P. et al (2003)[36] O objetivo do estudo foi elucidar a interação gene-ambiente entre os factores de risco, o tabagismo e o polimorfismo da Interleucina-1. Foi encontrado um risco aumentado de doença periodontal para os fumadores com genótipo positivo para a

Interleucina-1: odds ratio ajustado para a idade, sexo, educação e placa bacteriana. Este não foi o caso dos indivíduos que nunca fumaram. Estes resultados apoiam a hipótese da interação gene-ambiente na periodontite.

Rawlinson A., Grummitt J.M. e Walsh T.F. (2003)[40] Este estudo tem como objetivo investigar a concentração da citocina interleucina (Interleucina) - [3 e do seu antagonista do recetor Interleucina-1ra no FGC em pacientes com periodontite adulta que eram fumadores pesados em comparação com não fumadores. Foram colhidas 39 amostras de FGC de 13 indivíduos com periodontite adulta moderada a grave, que eram fumadores inveterados, e outras 30 amostras de 10 indivíduos com a mesma periodontite, mas que não eram fumadores. A interleucina-1 [3] e a interleucina-1ra foram quantificadas utilizando novos kits de ensaio imunoenzimático (ELISA) disponíveis no mercado. Os resultados mostraram que foi encontrada uma concentração reduzida de Interleucina-1 |3 e também do antagonista do recetor da Interleucina-I no FGC de locais com periodontite em comparação com locais saudáveis em fumadores e não fumadores. Nas comparações entre fumadores pesados e não fumadores, foram encontradas diferenças estatisticamente significativas nas concentrações de interleucina-Ira para fumadores e não fumadores em todas as categorias de locais.

Sakellari D., Konkondetos S. e Arsenakir M. (2003)[41] O objetivo deste estudo foi estimar a prevalência dos polimorfismos da Interleucina-1A (+4845) e da Interleucina-1B (+3954) numa população grega de estado periodontal desconhecido e comparar esta prevalência com a de um grupo de pacientes com periodontite crónica (adultos). 110 indivíduos saudáveis de estado periodontal desconhecido e 45 pacientes com periodontite crónica foram genotipados, utilizando um método baseado na reação em cadeia da polimerase e primers descritos na literatura. As diferenças no genótipo, frequências alélicas, taxa de transporte de alelos e presença de genótipo composto positivo foram analisadas utilizando o teste exato de Fisher. Os resultados do presente estudo não apoiam um possível valor preditivo da presença do alelo e da Interleucina-1A (+4845) e da Interleucina-1B (+3954) ou do genótipo composto positivo para a presença ou ausência de doença periodontal, numa população grega.

Shaningur S.E., Sharma A. e Genco R.J. (2003)[43] Este estudo tem como objetivo investigar a distribuição do polimorfismo -455 G/A e a relação deste genótipo específico com os níveis de fibrinogénio em pacientes com periodontite. Para avaliar o polimorfismo -455

G/A, foi realizada a análise de RFL P com a enzima Hac III na região promotora do gene do fibrinogénio |3- em 79. doentes com periodontite crónica em comparação com 75 controlos saudáveis. Os resultados indicam que uma percentagem mais elevada de doentes com periodontite crónica apresenta genótipos associados a níveis mais elevados de fibrinogénio plasmático do que indivíduos saudáveis. A presença de genótipos H2H2 ou H2H2, bem como de níveis elevados de fibrinogénio, pode colocar os indivíduos em maior risco de sofrerem de doença periodontal ou pode resultar de interacções genéticas - infeção periodontal.

Soga G. et al (2003)[47] O objetivo deste estudo é examinar a associação entre a periodontite grave em japoneses e os seguintes SNP; cinco no promotor do gene TNF-alfa (-1031, -863, -857, -306, -238) e 3 no gene IL-1 beta (-511, -31, +3953) num total de 64 doentes com periodontite e 64 indivíduos saudáveis. Concluiu-se que, uma vez que a frequência de indivíduos portadores de pelo menos um alelo variante nos SNPs TNF-alfa -1031, -863 ou -857 era mais elevada nos doentes com periodontite do que nos indivíduos saudáveis, os SNPs TNF-alfa, -1031, - 863 e -857 parecem estar associados à periodontite grave na população japonesa.

Trevilatto P.C., Caminaga R.M. e De Brito R.B. (2003)[48] O objetivo deste estudo foi investigar a associação entre os polimorfismos da Interleucina-6^{-174} e a suscetibilidade à periodontite crônica em brasileiros. 84 indivíduos não fumantes, com idade superior a 25 anos, foram divididos de acordo com o nível de severidade da doença periodontal: 36 saudáveis; 24 com periodontite moderada e 24 com periodontite severa. O DNA genómico foi obtido a partir de células epiteliais através de uma lavagem da boca com 3% de glicose e raspagem da mucosa oral. As amostras foram analisadas quanto ao polimorfismo da Interleucina-6^{-174} utilizando a reação em cadeia da polimerase-RFLP. Os resultados mostraram diferenças entre os controlos e os grupos com periodontite no genótipo e nas frequências alélicas, pelo que se concluiu que o polimorfismo da Interleucina-6^{-174} está associado à suscetibilidade à periodontite crónica na população estudada.

Waschul B., Herforth A. e Winkler R.S. (2003)[50] Este estudo teve como objetivo analisar (a) se os efeitos do stress psicológico e da gengivite experimental sobre a Interleucina-1 [3 (Interleucina-1|3) descritos anteriormente são compensados pelo aumento concomitante do antagonista do recetor da Interleucina-1 (antagonista do recetor da Interleucina-1) e (b) se existem diferenças de género na resposta da Interleucina-1 à gengivite experimental e ao stress psicológico. 13 alunos com exame e 14 sem exame, abstiveram-se de higiene oral em 2 quadrantes antagónicos durante 28 dias, semanalmente amostras creviculares de placa e locais de higiene foram testadas para Interleucina-1 [3 e antagonista do recetor da Interleucina-1. Os resultados mostraram que nem o stress nem a gengivite experimental tiveram efeitos significativos no antagonista do recetor da interleucina-1. Concluiu-se que o género deve ser controlado em estudos sobre as respostas periodontais a agentes patogénicos. O stress desempenha um papel nestas respostas.

GENÉTICA E CRESCIMENTO GENGIVAL :

Dill R.E., Miller K. e Weil T. (1993)[4] Este relato de caso coloca a hipótese de que a fenitoína aumenta a produção de macrófagos de factores de crescimento derivados das plaquetas, uma citocina importante no crescimento e reparação do tecido conjuntivo, e que a produção excessiva de factores de crescimento derivados das plaquetas na gengiva poderia levar a um crescimento redundante. Para testar esta hipótese, macrófagos peritoneais de rato e monócitos de sangue humano foram cultivados na presença de fenitoína ou de um volume igual do seu solvente durante 3 dias e testados quanto à expressão do ARNm PGDF-P por hibridação in situ. Concluiu-se que a fenitoína aumentava a expressão de C-sis, o gene para o fator de crescimento derivado das plaquetas-^ e ofereceu uma possível explicação para o crescimento gengival induzido pela fenitoína.

Hassell T.M., Burtner P.A. e McNeal D. (1994)[5] Esta revisão é uma atualização dos dados obtidos sobre a epilepsia desde 1918, traça desde a definição de epilepsia, a patogénese do aumento gengival induzido pela fenitoína, o papel da hereditariedade na epilepsia, a doença periodontal e o aumento gengival e conclui com a nota de que deve ser feita mais investigação a nível clínico, epidemiológico, histológico, celular, subcelular e molecular para se ter uma melhor compreensão do efeito da epilepsia na doença periodontal.

Williamson M.S., Miller K. e Rees T. (1994)[7] O objetivo deste estudo foi avaliar a expressão do gene da Interleucina-6 nos tecidos gengivais de pacientes que receberam terapia com Ciclosporina-A e que apresentavam crescimento gengival excessivo. O conteúdo de interleucina-6 no tecido estimulado com ciclosporina-A foi de 184,3 e 30,2 ng/mg de proteína total contra 23,3 e 6,5 ng/mg de proteína total no tecido de controlo. Estes resultados demonstram que a terapia com ciclosporina-A resulta num aumento dos níveis da proteína Interleucina-6 e do ARNm da Interleucina-6 no tecido gengival humano com crescimento excessivo. Este é o primeiro relatório da expressão do gene da Interleucina-6 aumentada pela ciclosporina-A in vivo e pode explicar em parte os mecanismos moleculares responsáveis pelo crescimento excessivo da gengiva induzido pela ciclosporina-A.

Cebeci I., et al (1996)[3] Este estudo foi concebido para investigar a suscetibilidade imunogénica dos doentes transplantados renais imunossuprimidos com Ciclosporina-A ao desenvolvimento de sobrecrescimento gengival e o efeito amplificador dos bloqueadores dos canais de cálcio na gravidade desta entidade clínica. Foram seleccionados 52 receptores de transplante renal, inicialmente agrupados da seguinte forma grupo 1 (Ciclosporina-A); grupo 2 (Ciclosporina-A + verapamil); grupo 3 (Ciclosporina-A + Diltiazem); grupo 4 (Ciclosporina-A + Nifedipina). Os resultados indicam que se deve suspeitar de uma predisposição imunogénica na patogénese da entidade, e que o Antigénio Leucocitário Humano-DR1 teria um papel protetor contra o crescimento excessivo gengival induzido pela Ciclosporina-A.

Thomason J.M., et al (1996)[6] O papel do fenótipo do Antigénio Leucocitário Humano como fator de risco para o sobrecrescimento gengival induzido por fármacos foi investigado numa coorte de 172 receptores de transplantes, utilizando a modelação de regressão stepwise, tendo sido identificados 6 parâmetros clínicos como factores de risco significativos para a gravidade do sobrecrescimento gengival. Estes foram a idade, o sexo, o nível plasmático de creatinina, a duração da terapêutica, o índice de hemorragia da papila e a medicação concomitante com um fármaco bloqueador dos canais de cálcio. 3Os alelos do Antigénio Leucocitário Humano também foram identificados como factores de risco quando ajustados para outros factores de risco clinicamente significativos (Antigénio Leucocitário Humano-DR2, AZ4, B37). Os dados atualmente disponíveis sugerem que a gravidade do crescimento gengival excessivo também está significativamente associada ao fenótipo do Antigénio Leucocitário Humano-B37.

Balcato-Bellemin A., et al (2003)[1] O objetivo deste estudo é determinar o nível de ARN e a localização tecidular de diferentes subunidades de integrina na periodontite e no crescimento excessivo da gengiva induzido pela ciclosporina A em 12 pacientes afectados por periodontite e pacientes que exibem um crescimento excessivo de CSA grave e 7 controlos saudáveis através da reação de transcriptase reversa com coloração de polimerase. Os resultados mostraram que o ARN que codifica as subunidades de integrina [3 1, Alfa 2 e

Alfa 5] estava reduzido na gengiva com periodontite. A redução observada foi mais acentuada nos doentes tratados com CsA em comparação com os controlos saudáveis, enquanto o ARN que codifica as subunidades alfa1 estava aumentado, o ARN que codifica a integrina alfa5 estava reduzido nos doentes tratados com CsA. Estes resultados demonstraram um papel para os receptores de integrina na doença periodontal e no crescimento gengival induzido pela ciclosporina A.

Buduneli E., Genel F. e Atilla G. (2003)2 Este estudo foi efectuado para avaliar os níveis de p53, Bcl-2 e Interleucina-15 no FGC de doentes tratados com Ciclosporina A. CSA. Foram incluídos no estudo 20 doentes transplantados renais que apresentavam um crescimento gengival induzido e 15 doentes com gengivite sistemicamente saudável. Foram colhidas amostras de FGC de um local interdentário com crescimento excessivo da gengiva, tendo sido registados o índice de hiperplasia, a profundidade de sondagem, o índice de hemorragia da papila e a presença de placa bacteriana. O GCF p 53, bcl-2 e Interleukin-15 foram analisados por ELISA. Os resultados mostraram que os níveis de p53 e BCL-2 estavam abaixo dos níveis mínimos detectáveis em todas as análises de amostras de FGC. A quantidade total de Interleucina-15 nos locais com Ciclosporina-A 40 foi significativamente menor do que nos locais com gengivite. Assim, concluiu-se que a Interleucina-15 pode desempenhar um papel na patogénese do sobrecrescimento gengival induzido pela ciclosporina-A devido às suas interacções com a ciclosporina-A e ao seu papel na apoptose e na inflamação.

SÍNDROMA DE DOWN :

Izumi Y., et al (1983)[1] Este estudo procura encontrar o grau de quimiotaxia de neutrófilos defeituosa em pacientes com síndrome de Down e a sua relação com a gravidade da doença periodontal. Foram examinados 14 pacientes saudáveis e 14 pacientes com síndrome de Down. A higiene oral, a inflamação gengival e a profundidade das bolsas foram medidas em inquéritos clínicos. A perda óssea foi avaliada em radiografias. A quimiotaxia dos neutrófilos foi medida através do método do látex de agarose e da câmara de Boyden. Os pacientes com síndrome de Down mostraram uma quimiotaxia significativamente mais baixa do que os voluntários saudáveis com ambos os métodos de radiografias orais, os pacientes com síndrome de Down exibiram perda óssea que foi inversamente proporcional ao índice quimiotático e foi demonstrada uma correlação significativa entre eles. Estes resultados indicam que a quimiotaxia defeituosa dos neutrófilos influencia a progressão da doença periodontal nos doentes com síndrome de Down.

Reuland-Bosma W. e Van Dijk L.J. (1986)[3] estudos transversais e longitudinais indicam que a prevalência de doença periodontal em pessoas com síndrome de Down com idade inferior a 30 anos é extremamente elevada. Esta revisão procura analisar os factores etiológicos que podem ser responsáveis pela síndrome de Down e concluiu que a resposta imunitária alterada, juntamente com pontuações de cálculo mais elevadas, pode explicar a diferença na gravidade da doença periodontal entre as crianças com síndrome de Down institucionalizadas e as que vivem em casa.

Izumi Y., et al (1989)2 O grau de quimiotaxia defeituosa dos neutrófilos em pacientes com síndrome de Down (SD) e a sua relação com a gravidade da doença periodontal foram estudados em catorze pacientes. A quimiotaxia dos neutrófilos foi medida pelo método da placa de agarose e pelo método da câmara de Boyden. Os doentes com síndrome de Down apresentaram uma quimiotaxia significativamente mais baixa do que os voluntários saudáveis em ambos os métodos. Foi encontrada uma correlação significativa entre a idade do doente e a prevalência de perda óssea. Estes resultados indicam que a quimiotaxia defeituosa dos neutrófilos influencia a progressão da doença periodontal nos doentes com síndrome de Down.

Tsilingaridis G. e Yual-Lindberg T. (2003)[4] O objetivo era estudar o nível de PGE2, leucotrina B4 e MMP-9 no FGC de pacientes com síndrome de Down que apresentavam inflamação gengival. Os níveis de PGE2, LTB4 e MMP-9 foram determinados em FGC de 18 pacientes com síndrome de Down e de 14 controlos, emparelhados relativamente à idade e ao grau de inflamação gengival. Os níveis de PGE2 e LTB4 foram determinados utilizando kits RIA e o nível de MMP-9 utilizando kits ELISA. Os resultados mostraram que os níveis médios de PGE2, LTB4 e MMP-9 eram mais elevados nas FGC de doentes com síndrome de Down em comparação com os controlos. O estudo apoia o conceito de uma resposta alterada do hospedeiro no tecido periodontal em indivíduos com síndrome de Down.

FIBROMATOSE GENGIVAL :

Giansanti J.C., McKenzie W.T. e Owens F.C. (1973)2 relatam um caso de fibromatose gengival com hipertelorismo, obliquidade auto-mongoloide, telangiectasias múltiplas e pigmentação café com leite. A ocorrência mínima de fibromatose gengival neste paciente, bem como os muitos casos documentados de recorrência repetida na literatura, constitui evidência de que a fibromatose gengival é imprevisível no que diz respeito ao potencial de recorrência.

Jorgensen R.J. e Cocker M.E. (1974)[8] O objetivo deste relato de caso e discussão é encontrar os mecanismos genéticos responsáveis pela fibromatose gengival isolada. São estudadas 2 famílias nas quais estão presentes as formas generalizada e focal da doença. Numa das famílias o modo de hereditariedade é autossómico dominante e na outra é autossómico recessivo. Assim, concluiu-se que a fibromatose gengival pode ser herdada de forma dominante ou recessiva, sendo as formas generalizada e focal manifestações do mesmo defeito genético.

Horning G.M., Fisher G.J. e Barker B.F. (1985)[7] É relatado um caso de fibromatose gengival com hipertricose numa menina de 3 anos de idade. Foi observada uma recidiva parcial 6 meses após o tratamento cirúrgico. Os benefícios psicológicos resultantes da melhoria cosmética podem superar a probabilidade de recorrências nesta condição rara.

David Clark (1987)[1] A hiperplasia gengival generalizada é considerada de origem inflamatória ou não inflamatória (fibrosa). A maioria dos exemplos de hiperplasia de fibroma são iatrogénicos, sendo a causa mais comum a fenitoína, um medicamento frequentemente utilizado no tratamento da epilepsia. A hereditariedade também pode desempenhar um papel significativo na etiologia da hiperplasia fibroma da gengiva e ilustra claramente o conceito de heterogeneidade genética, tal como existe em muitas outras doenças geneticamente relacionadas. O objetivo deste artigo é rever a fibromatose gengival e as suas síndromes relacionadas, numa tentativa de fornecer ao leitor uma visão geral de uma faceta do espetro da hiperplasia gengival.

Skrinjaric I. e Bacic M. (1989)[12] O objetivo deste trabalho foi determinar se a fibromatose gengival, uma doença isolada, pode estar relacionada com perturbações no desenvolvimento da estrutura digitopalmar. Em três famílias com 40 membros, a fibromatose manifestou-se em 16 indivíduos (7 do sexo masculino e 9 do sexo feminino). A doença foi transmitida como um traço autossómico dominante. Foram analisadas as dermatoglifias do probando de cada família e dos seus pais que tinham fibromatose. Os pais de 2 probandos apresentavam alças duplas na zona interdigital IV, o que é muito raro na população em geral (frequência: 6%). A posição da triradina axial era moderadamente distal (t') em 1 e acentuadamente distal (+") noutro e em 4 era limítrofe (t^b). O número total de cristas dos dedos aumentou. Uma vez que os dermatoglifos são altamente controlados geneticamente e reflectem o estado das almofadas embrionárias, os resultados sugerem desarmonia no desenvolvimento da estrutura mesodérmica das mãos.

Kuru B., Yilmaz S. e Atasu M. (1991)[9] Este estudo foi concebido para apresentar três pacientes com fibromatose gengival e os seus familiares e para relatar os resultados obtidos por dermatoglifia, a fim de descobrir se existe uma relação entre os tipos de padrão palmar e plantar altamente controlados geneticamente e a contagem de cristas e a embriologia gengival e se apresentam a mesma caraterística observada na fibromatose gengival isolada. No tratamento, foi efectuada uma técnica cirúrgica diferente.

Gunhan O., Gardner D.G. e Bostanci H. (1995)[3] Este artigo descreve a ocorrência de numerosas calcificações, depósitos amilóides e ilhas de epitélio odontogénico na gengiva de 3 irmãos com fibromatose gengival familiar. Estas características microscópicas não foram relatadas anteriormente em pacientes com estas condições.

Wynne S.E., Aldred M.J. e Bartold P.M. (1995)[13] A fibromatose gengival hereditária pode ocorrer como uma caraterística isolada ou como parte acrescida de uma síndrome. Relatamos três gerações de uma família que apresenta uma síndrome autossómica dominante com expressões variáveis de fibromatose gengival com deficiências auditivas associadas, hipertelorismo e dentes super numerários. Propomos que esta representa uma nova síndrome dentro do espetro das que incluem o aumento gengival.

Piattelli A. e Scarvano A. (1996)[10] Este caso clínico relata um caso de fibromatose hialina juvenil, uma doença hereditária extremamente rara, provavelmente resultante de um erro inato do metabolismo. Caracteriza-se por nódulos cutâneos, hipertrofia gengival e contracções articulares. Afecta crianças, mas normalmente não está presente à nascença e é microscopicamente caracterizada por uma hialinização conspícua do tecido conjuntivo.

Hart T.C., Pallos D. e Bozzo L. (2000)[4] Um locus genético para HGF foi localizado num intervalo genético de 37 cm no cromossoma 2pZ1-pZ2, flanqueado por D2S1788 e D2S

441. Para avaliar a generalidade desta ligação, os autores testaram a ligação com um marcador desta região candidata noutra grande família, segregando para uma forma autossómica dominante de HGF generalizada, e não encontraram apoio para ligação com nenhum destes marcadores. A análise dos dados fornece evidência direta de que pelo menos 2 loci geneticamente distintos são responsáveis pela fibromatose gengival hereditária autossómica dominante.

Hart T.C., Zhang Y. e Gorry M.C. (2002)[5] Este estudo tem como objetivo trazer à luz um gene que, quando alterado, desencadeia a fibromatose gengival hereditária (HGF). O gene, denominado son of sevenless (SOS'), codifica uma proteína que é conhecida por ativar a via "ras", um dos principais sinais de crescimento nas células. Foi compilada uma árvore genealógica e o autor registou cada membro afetado e não afetado ao longo de três gerações. Os resultados após a análise do ADN dos membros da família mostraram que 38 membros da família com Fibromatose Gengival Hereditária partilhavam uma única diferença de uma base no gene SOS1. Esta alteração de um único nucleótido baralhou parte do código genético necessário para produzir uma proteína SOSI normal. Os doentes com Fibromatose Gengival Hereditária têm uma proteína SOSI defeituosa presente em células de todo o corpo, e não apenas na gengiva. Estes resultados deverão fornecer informações sobre o tratamento de doentes com esta doença e outros distúrbios de crescimento gengival descontrolado.

Holzhansen M., Goncalves D. e Correra F.D.O.B. (2003)[6] Este relato de caso descreve a apresentação clínica e os achados periodontais de uma paciente de 13 anos de idade com síndrome de Zimmermann-Laband não diagnosticada anteriormente. Os achados clínicos e radiográficos e o aconselhamento genético confirmaram o diagnóstico da síndrome de Zimmermann-Laband. Os achados orais mais marcantes foram a presença de aumento gengival envolvendo ambas as arcadas, mordida aberta anterior, dentes não irrompidos e dois dentes supranumerários. O tratamento consistiu em gengivectomia em quatro quadrantes. A avaliação histológica do tecido excisado confirmou o diagnóstico de fibromatose gengival. Concluiu-se que os pacientes com anomalias de desenvolvimento juntamente com fibromatose gengival podem indicar a presença de uma doença rara como a síndrome de Zimmermann-Laband.

Saygun I., et al (2003)[11] o objetivo foi apresentar as características clínicas e histopatológicas de um paciente com fibromatose gengival e avaliar a proliferação de fibroblastos HGF em comparação com a taxa de fibroblastos de tecidos gengivais não fibromatosos de 5 pacientes saudáveis, servindo como controlos. Concluiu-se que não houve aumento na taxa de proliferação de fibroblastos lesionais observados pela coloração imunohistoquímica de Ki-67 como marcador de proliferação, apenas o epitélio foi corado. Parece provável que o mecanismo subjacente ao HGF possa ser um aumento da biossíntese do colagénio e dos glicosaminoglicanos e não a proliferação celular.

PERIODONTITE JUVENIL / PERIODONTITE AGRESSIVA LOCALIZADA :

Jean Fourel (1972)[3] Este artigo apresenta 6 relatos de casos, juntamente com uma revisão da etiologia, factores genéticos, achados biológicos, achados epidemiológicos, características clínicas e radiográficas da periodontite.

Ruben M.P. (1979)[8] Uma revisão da periodontose, juntamente com as suas manifestações clínicas, microbiológicas e imunológicas, bem como um breve resumo das condições sistémicas associadas à periodontose.

Leena Saxen (1980)[4] Foi efectuado um estudo familiar, baseado na hipótese de que a periodontite juvenil é herdada de forma autossómica recessiva. Foram tratados e examinados 60 pais, 64 irmãos e 3 crianças com idades compreendidas entre os 13 e os 16 anos. O rácio genético foi calculado primeiro por um método a priori e depois por um método a posteriori. Ambos os resultados mostram uma herança autossómica recessiva. Um terceiro método, assumindo um único apuramento muito incompleto, deu um rácio muito mais baixo. Conclui-se que os resultados do estudo familiar são compatíveis com a hipótese de que a periodontite juvenil é herdada de forma autossómica recessiva.

Page R.C., Vandesteen G.E. e Edersole J.L. (1985)[7] Este relato de caso refere-se a uma família invulgar em que ambos os pais desenvolveram Periodontite Juvenil na adolescência. Assim, foram efectuados exames clínicos, medições da quimiotaxia leucocitária, análise da microflora da cavidade bucal e pesquisas de anticorpos séricos. O casal teve 2 filhos afectados e 2 não afectados. A quimiotaxia de neutrófilos era anormal em ambos os pais e nos 2 filhos afectados, mas não nos filhos não afectados. O Actinomycetes-actinomycetem comitans estava presente numa concentração de 17,5% na criança afetada e 2 na criança não afetada. A distribuição da doença na família demonstrou um padrão dominante ligado ao X. O padrão de anticorpos séricos observados não reflectiu a composição da flora da bolsa e também foram encontrados anticorpos contra agentes patogénicos periodontais putativos não detectados na flora da bolsa, indicando que a Periodontite Juvenil tem uma etiologia microbiana mais complexa do que se suspeitava anteriormente.

Spektor M.D., Vandesteen G.E. e Page R.C. (1985)[10] Este é um relato de caso dos dados clínicos, radiográficos e históricos de uma grande família com uma prevalência invulgarmente elevada de periodontite. O probando, um homem negro de 20 anos de idade, tem P.J. clássica. O seu pai era periodontalmente normal, enquanto a sua mãe tinha Periodontite Rapidamente Progressiva (PPR). Das crianças, uma tinha RP, cinco tinham Periodontite Juvenil e duas tinham periodontite pré-púbere. Ambos os avós maternos do probando tinham periodontite de início precoce. Quatro dos 10 irmãos da mãe do probando tinham periodontite de início precoce. Em contraste, os avós paternos não apresentavam periodontite de início precoce, nem a periodontite era invulgarmente prevalente nos irmãos do pai do probando. O pedigree desta família é consistente com, mas não prova, um padrão de transmissão genética dominante ligado ao X, a história natural da periodontite de início precoce e a relação entre PP, Periodontite Juvenil e PPR estão ainda por compreender.

Van Dyke T.E., Cianciola L.J. e Offenbacher S. (1985)[11] O objetivo desta investigação foi determinar a associação entre as anomalias da quimiotaxia dos neutrófilos e a doença periodontal clínica em famílias com Periodontite Juvenil Localizada. Foram estudadas 22 famílias em que o probando foi selecionado com base na apresentação de Periodontite Juvenil Localizada. Todos os irmãos foram examinados quanto à presença de Periodontite Juvenil Localizada e a quimiotaxia dos neutrófilos foi medida em todos os indivíduos. Os resultados indicam que existe uma elevada associação entre a Periodontite Juvenil Localizada e os distúrbios da quimiotaxia dos neutrófilos e esta associação é consistente ao longo das linhas familiares. Assim, concluiu-se que existe uma síndrome de Periodontite Juvenil Localizada familiar com quimiotaxia de neutrófilos deprimida e outra forma com quimiotaxia de neutrófilos normal, que este defeito é de origem genética, precede e pode predispor à periodontite juvenil localizada em irmãos pré-púberes.

Sbordone L., Ramaglia L. e Bucci E. (1990)9 Este é um relato de caso de uma família, seguida durante 5 anos e que mostra uma prevalência excecionalmente elevada de Periodontite Juvenil generalizada. 2 irmãos foram afectados por uma forma severa de

Periodontite Juvenil generalizada, enquanto o gémeo dicórdio de um deles era periodontalmente saudável. Ambos os irmãos afectados apresentavam infeção por Actinomycetes actinomycetem comitans, mas apenas um apresentava uma redução da quimiotaxia dos leucócitos polimorfonucleares periféricos. O gémeo dicorial apresentou consistentemente uma ausência de Actinomycetes actinomycetem comitans e uma redução da quimiotaxia dos leucócitos polimorfonucleares periféricos. A extração dos dentes comprometidos em 2 irmãos afectados foi seguida pela colonização de novos locais por Actinomycetes actinomycetem comitans; apenas a administração repetida de tetraciclinas sistémicas parece proteger os indivíduos da colonização de outros locais. Estes resultados podem contribuir para a compreensão da etiologia, patogénese e terapia da periodontite juvenil.

Hart T.C., Marazita M.L. e Schenkein H.A. (1991)[1] O objetivo deste estudo foi testar uma hipótese de que a periodontite juvenil ocorre com igual frequência em homens e mulheres após correção da base de seleção. 24 probandos de periodontite juvenil foram identificados nas clínicas dentárias da VCU/HCV. As famílias destes indivíduos foram examinadas para determinar a prevalência selectiva da periodontite juvenil entre os familiares masculinos e femininos destes probandos. Os resultados indicam que, embora as mulheres tenham 3 vezes mais probabilidades do que os homens de serem inicialmente identificadas como probandos de periodontite juvenil, entre os familiares dos probandos a proporção de homens e mulheres afectados é igual.

Hart T.C., Marazita M.L. e Schenkein H.A. (1992)[2] Este artigo reexamina as provas de que a periodontite juvenil está ligada ao X, baseando-se em dois pressupostos, o primeiro de que as mulheres têm mais probabilidades do que os homens de ter periodontite juvenil e o segundo de que não há transmissão da caraterística de pai para filho. Mas ambos podem ser interpretados de forma diferente, na medida em que um maior número de mulheres pode ser incorporado nos estudos do que os homens e a transmissão de pai para filho pode dever-se a dados familiares incompletos. Estudos com dados familiares mais completos documentam a transmissão de pai para filho da periodontite juvenil. Quando estes dados são interpretados à luz destas conclusões, a preponderância das provas parece apoiar a transmissão autossómica da periodontite juvenil.

Lopez N.J. (1992)[5] um estudo de uma família consanguínea com uma elevada prevalência de periodontite juvenil localizada e periodontite pré-púbere generalizada (Periodontite pré-púbere generalizada) foi efectuado durante um período de 7 anos e meio. Os pais tinham periodontite adulta, enquanto 2 filhas com 13 e 154 anos tinham Periodontite Juvenil Localizada e outras filhas com 14 e 10 anos e um filho com 9 anos eram afectados por Periodontite Pré-púbere Generalizada. Os restantes 2 irmãos não foram afectados. Foram efectuados exames clínicos e radiológicos a todos os membros da família e foi avaliada a quimiotaxia de neutrófilos no sangue. Os resultados mostraram que a mãe, os doentes com Periodontite Juvenil Localizada e 1 dos irmãos não afectados tinham uma quimiotaxia de leucócitos polimorfonucleares deprimida, os outros membros da família, incluindo os 3 doentes com Periodontite Pré-púbere Generalizada, tinham uma quimiotaxia de leucócitos polimorfonucleares normal. A causa subjacente da periodontite pré-púbere generalizada nem sempre está relacionada com a disfunção dos neutrófilos.

Wilson M.E. e Kalmae J.r. (1996)[12] A periodontite juvenil localizada é mais frequente nos negros e concentra-se nas famílias. Os estudos imunológicos da população predominantemente negra com Periodontite Juvenil Localizada revelaram que muitos destes doentes apresentam uma forte resposta de IgG ao reconhecimento de bactérias revestidas com anticorpos IgG é um processo mediado por receptores Fc de IgG (FcyR) expressos em fagócitos mononucleares e polimorfonucleares. Uma das principais classes de FcyR presentes nos neutrófilos é um recetor transmembranar (FcyRII, ou CD 32) que se liga a IgG com baixa afinidade. Os neutrófilos que expressam o alótipo # 131 de FcyRII ingerem e destroem prontamente Aa revestidos com IgG2, enquanto os neutrófilos com o alótipo R131 não o fazem. Este trabalho coloca a hipótese de que o aumento do risco de Periodontite Juvenil Localizada entre os negros pode dever-se a: (1) Uma tendência para a síntese preferencial de anticorpos IgG2 para Aa (2) Uma maior frequência do alelo R131 de FcyRIIa nesta população.

Yali Fu, Korostoff J.M. e Fine D.H. (2002)[13] O objetivo deste estudo foi determinar se os alelos e/ou genótipos específicos de Fcy RIIa, FcyRIIIa e FcyRIIIb poderiam ser utilizados para prever a suscetibilidade à periodontite agressiva localizada (LAgP) numa população afro-americana. Foi colhido sangue total ou saliva de 48 indivíduos com LAgP e 67 indivíduos periodontalmente saudáveis. Os genótipos FcyRIIa e FcvRIIIa foram analisados por amplificação da reação em cadeia da polimerase. A genotipagem de FcyRIIIb foi efectuada por PcR alelo-específico. Os resultados não revelaram diferenças significativas na distribuição dos genótipos FcyH/R ou FcyRIIIa - 158 F/V nem na sua frequência alélica entre os doentes com LAgP e os controlos. Estes dados sugerem que o alelo FcyRIIIb NA2 e/ou o genótipo Na2/NA2 podem representar marcadores de risco para a suscetibilidade à LagP em afro-americanos.

Oyaizu K. et al (2003)[6] O objetivo deste estudo foi identificar o ARNm para as isoformas de DGK em neutrófilos normais e de LAP. As isoformas Alfa, Gama e Delta da DGK foram identificadas por reação em cadeia da polimerase (PCR), utilizando primers nucleotídicos específicos para cada isoforma. Os resultados não mostraram nenhuma diferença importante no padrão de isoformas entre neutrófilos normais em repouso e neutrófilos LAP. Assim, concluiu-se que as alternativas nos ARNm para as várias isoformas da DGK durante a estimulação celular e o envolvimento da DGK que é expressa em múltiplas formas estão sujeitos a uma variedade de mecanismos de regulação/controlo e estes mecanismos podem explicar o papel do fenótipo de neutrófilos "primed" associado à LAP.

TELANGIECTASIA HEMORRÁGICA HEREDITÁRIA :

Everett F.G. e Hahn C.R. (1976)[1] É feita uma revisão da telangiectasia hemorrágica hereditária, que é transmitida como uma caraterística autossómica dominante, e é também descrito um caso clínico, no qual são revistos os achados clínicos, microscópicos de luz e electrónicos, bem como a investigação atual sobre o mecanismo causal e a terapêutica recomendada.

GENÉTICA E DESENVOLVIMENTO DO PERIODONTO

Vishwanathan H.L., Berry J.E. e Foster B.L. (2003)[4] O objetivo deste estudo foi identificar os genes associados ao cemento regulados pela amelogenina e começar a definir os mecanismos moleculares subjacentes a estas respostas. Concluiu-se que a amelogenina pode ser uma molécula de sinalização crítica necessária para o desenvolvimento adequado do periodonto.

Sena K., et al (2003)[3] Este estudo determina a expressão temporal e espacial do mRNA do GDF-5,-6 e -7 no tecido periodontal em desenvolvimento de molares de ratos usando hibridização in situ. A expressão do gene GDF no PDL foi detectada pela primeira vez em células associadas ao processo inicial de formação dos feixes de fibras do PDL. Os sinais genéticos foram também detectados em células localizadas ao longo das superfícies do osso alveolar e do cemento, os locais de inserção do PDL, durante a causa da formação da raiz. A expressão de GDF nessas células foi reduzida após a conclusão da formação da raiz. O nosso resultado parece ser o envolvimento do GDF-5, -6 e -7 na formação do aparelho de fixação dentária.

Reichen Berger E., Baur S. e Sukotjo C. (2000)[2] O objetivo deste estudo foi testar a hipótese em ratinhos transgénicos portadores de uma mutação de interferência dominante do colagénio XII. A construção do minigene do colagénio af (XII) truncado MxffN (3(-), conduzida pelo promotor do colagénio a2 (I) do rato, foi preparada e utilizada para gerar linhas de ratinhos transgénicos. Por microscopia confocal de varrimento a laser, a PDL dos ratinhos transgénicos demonstrou fibras de colagénio inchadas e irregularmente dispostas, associadas a porosidade interna. A pele dos ratinhos transgénicos revelou a ausência de estrutura de fibras de matriz na derme perpilar. Estes resultados indicam que a mutação de interferência dominante do colagénio XII desorganizou a arquitetura da ECM do PDL e da pele.

Kamolmatyakul S., Chen W. e Li Y.P. (2001)[1] Este estudo investiga o efeito do TFN-y na expressão da catepsina K nos sistemas de co-cultura de medula óssea de ratinho MOCP-5 e de tipo selvagem por northern blot, bem como na formação de osteoclastos em diferentes fases de diferenciação. Os resultados mostram que o IFN-y regula negativamente os níveis de ARNm da catepsina K de uma forma dependente do tempo e da dose. Conclui-se que as acções do IFN-y na reabsorção óssea osteoclástica podem ser mediadas pelos seus efeitos tanto na formação de osteoclastos numa fase inicial como na pressão genética dos osteoclastos em fibroblastos maduros.

4. DISCUSSÃO

A periodontite é de etiologia multifatorial e o papel dos genes do hospedeiro na etiologia e patogénese das doenças periodontais está apenas a começar a ser compreendido. Vários estudos têm procurado elucidar a associação da periodontite com factores de suscetibilidade hereditária. Até à data, muito poucos alelos foram consistentemente associados a qualquer doença periodontal específica e o número de indivíduos estudados foi relativamente pequeno. Por conseguinte, o risco associado a qualquer alelo ou genótipo não foi estimado com precisão em nenhum dos seguintes estudos.

O papel da genética começa a partir do momento em que o periodonto começa a formar-se. K. Sena, Y. Moretane, O. Basa (2003) concluíram, através do seu estudo, que a expressão genética dos factores de diferenciação do crescimento 5, 6 e 7 ajuda na formação do aparelho de fixação dentária. E. Reichen Berger, S. Baur, C. Sukotjo (2000), S. Kamolmatyakul, W. Chen, Y-P.Li (2001); M. Zhao, J.E. Berry (2003) afirmaram que a expressão de genes defeituosos perturba a formação da estrutura da matriz periodontal, a formação e diferenciação de osteoclastos e a mineralização de cementoblastos in vitro. Hema L.Vishwanathan, Janice E.Berry e Berry L. Foster (2003) concluíram que a amelogenina pode ser uma molécula de sinalização crítica necessária para o desenvolvimento adequado do periodonto.

Verificou-se que a predisposição de certos indivíduos para a doença periodontal, enquanto a aparente resistência de alguns outros, apesar de um estado de higiene oral comparável, foi assumida como sendo devida a uma resposta imunitária alterada do hospedeiro e a uma predisposição genética. Como se vê desde a infância.

Genética e Periodontite Pré-Puberal :

Tal como afirmam os estudos de Shapira L., Schlesinger M., Bimstein E. (1997), existe uma forte predisposição genética para a periodontite pré-púbere. Roy C. Page, Thomas Bowen (1983) fizeram uma revisão pormenorizada dos achados clínicos, critérios de diagnóstico, características radiográficas e históricas da periodontite pré-puberal.

Genética e Periodontite Juvenil :

Concluiu-se num estudo de mark E.Wilson, John R. Kalmar (1996) que o risco aumentado de Periodontite Juvenil Localizada é observado entre os negros, em parte devido a uma maior frequência do alelo R131 de Fcy RIIa nesta população, Jean Fourel (1972), T.E. Van dyke (1985), Yali Yu et al (2002), Roy C. Page et al (1985), Leena Saxen (1980) e Thomas C.Hart (1992) apoiam a etiologia genética da Periodontite Juvenil, enquanto Michael D. Spektor et al (1985) e Nester J. Lopez (1992) refutam esta hipótese, concluindo que não existem provas suficientes e que o actinobacillus actinomycetemcomitans (Aa) pode desempenhar um papel fundamental na etiologia, respetivamente. Leena Saxen (1984) concluiu que a Periodontite Juvenil não tem qualquer relação com os Antigénios Leucocitários Humanos, enquanto Mary P. Cullinan (1980) considerou que são necessários mais estudos familiares para avaliar se a distribuição dos haplótipos dos Antigénios Leucocitários Humanos nos irmãos afectados é tão aleatória como sugerido. Um estudo realizado por Mark E. Wilson (1991) indica que a resposta humoral dos indivíduos com Periodontite Juvenil Localizada ao Aa inclui a produção de anticorpos IgG que reconhecem as proteínas da membrana externa deste organismo. Oyaizu K. et al (2003) concluíram num estudo que as alterações nos mRNAs para as várias isoformas da Diacilglicerol Quinase (DGK) durante a estimulação celular e o envolvimento da DGK que é expressa em múltiplas formas estão sujeitas a uma variedade de mecanismos de regulação/controlo e estes mecanismos podem explicar o papel do fenótipo de neutrófilos "podados" associado à Periodontite Agressiva Localizada (PAL).

Outros estudos que procuraram uma associação entre a periodontite, a presença de síndromes específicas e a genética foram :

Síndrome de Papillon - Lefevre :

Vanessa F. Cury et al (2002) concluíram que uma nova mutação do gene da catepsina C é observada na população brasileira com a síndrome de Papillon-Lefevre e Audrey Soskolne W., Stabholz A. et al (1996) apoiaram a natureza genética e a penetrância desta síndrome. Kleinfelder J.W. (1996), Abid F.Paghdiwala (1980), Torstein Lyberg (1982) descreveram os estudos imunológicos, os perfis de defesa do hospedeiro e os achados microbiológicos em indivíduos com esta síndrome.

Síndrome de Down :

Y.Izumi, S.Sugiyama et al (1983), (1989) e Reuland-Bosma Co, Van Dijk LJ (1986) concluíram que a quimiotaxia defeituosa dos neutrófilos num doente com síndrome de Down influencia a progressão da doença periodontal. Georgios Tsilingaridis (2003) concluiu que os níveis médios de PGE2, LTB4 e MMP-9 eram mais elevados no FGC de pacientes com síndrome de Down em comparação com os controlos.

Doenças neutropénicas :

Estudos efectuados por Michael J. Deaby, Richard I. Vagel. (1980), Varpuleena Kirstila et al (1993) realizaram estudos em indivíduos com neutropenia familiar e doença periodontal para descrever os achados laboratoriais, clínicos e histológicos. A etiologia e a patogénese da doença periodontal em doentes neutropénicos foi discutida por Pierre C. Bachni et al (1983), enquanto a importância da avaliação laboratorial em doentes com destruição periodontal invulgar foi dada por John F. Prichard (1983). Um forte papel dos determinantes genéticos na doença que afecta os receptores de superfície dos neutrófilos foi apresentado por R.J.Genco et al (1986).

Periodontite de início precoce :

A expressão genética dos Antigénios Leucocitários Humanos foi estudada em relação a várias formas de periodontite. Jesper Reinholdt, Inger Bay et al (1986) concluíram que os Antigénios Leucocitários Humanos-A9, A28 e BW15 estavam aumentados nos tecidos de pacientes com periodontite juvenil. Hideri Ohyama, Shogo Takashiba et al (1996), e Sumihara Noji et al (1994) concluíram que a molécula DQB1 desempenha um papel na patogénese da periodontite de início precoce (Early onset periodontitis) e que a suscetibilidade à periodontite de início precoce pode ser determinada pela ligação entre o péptido e os antigénios Human Leukocytic Antigen-DQ. Firatli E., Kantarci A., Lobeci J. et al (1996) afirmaram que a presença dos antigénios leucocitários humanos A, B, C e DR comprova a suscetibilidade de várias formas de periodontite precoce. Num relatório contrário aos estudos de Mary P. Cullinan (1980); Schlomit Eizenbeg et al (1994) concluíram que os antigénios leucocitários humanos A9 e B15 foram encontrados em associação com a periodontite juvenil generalizada, mas não com a forma localizada.

Periodontite crónica :

Para estudar a associação das interacções dos genes do Fator de Necrose Tumoral-^, ET-1 e da Enzima Conversora da Angiotensina (ECA) com a periodontite do adulto, Holla L.I. et al (2001) concluíram que estes genes podem estar envolvidos na suscetibilidade à periodontite do adulto. Sinem E.Shingur et al (2003) concluíram que os genótipos H1H2 ou H2H2 e os níveis elevados de fibrinogénio podem predispor à doença periodontal ou podem resultar de uma interação periodontal - genética. Gary Greenstein e Thomas C.Hart (2002) concluíram que são necessários mais estudos para estudar a relação entre a presença do alelo 2 na Interleucina-1A (+ 4845) e na Interleucina-1B (+3954) e a periodontite do adulto. Estudos efectuados por Teanpaisan et al (1996) não concluíram qualquer associação entre os locais de doença e genótipos específicos em doentes adultos com periodontite, enquanto estudos efectuados por A.Amano et al (2000) concluíram que as variações clonais dos genes fim A podem influenciar o estado de saúde periodontal. Hassele TM e Harris E.L. (1995) efectuaram uma revisão dos métodos in vitro para a análise genética na investigação periodontal, em busca de um componente hereditário na suscetibilidade à periodontite do adulto. DeSuza A.P., Trevillato P.C. e Scarel-Caminaga R.M. (2003) concluíram que o polimorfismo em bp-509 no promotor do Fator de Crescimento Transformador-^1 pode ter um pequeno efeito na modulação do processo inflamatório durante a periodontite.

Soga Y. et al (2003) concluíram que pelo menos um alelo variante nos SNP's do Fator de Necrose Tumoral-a-1031, -863 ou -857 era mais elevado em doentes com periodontite, pelo que parece estar associado à mesma. David Goteiner e Marc J. Goldman (1984) concluíram que o Antigénio Leucocitário Humano-A28 e B5 pode aumentar a resistência dos pacientes à periodontite crónica. Loos B.G., Deppers- Van De Straat F.G.J. e Van De Winkel J.G.J. (2003) concluíram que o genótipo FcyRIIa- H/H131 pode ser um fator de suscetibilidade putativo para a periodontite em caucasianos do norte da Europa. Fassmann A. et al (2003) descobriram que os genótipos combinados compostos pelos polimorfismos dos genes do Fator de Necrose Tumoral-a e LT-a podem influenciar a suscetibilidade à periodontite crónica.

Fibromatose gengival hereditária :

Num estudo realizado por J.C. Giansiante et al (1973), concluiu-se que a fibromatose gengival é imprevisível em termos de manifestação e potencial. Ronald J. Jorgenson e M.Elbert Corber (1974) concluíram que pode ser herdada como um traço dominante ou recessivo, sendo as formas generalizada e focal manifestações do mesmo defeito. Vários outros estudos de revisão sobre os quadros clínicos e microscópicos com plano de tratamento foram efectuados por Gregory M.Horning (1985), David Clark (1987), Omen Gunhan (1995), Susan E.Wayne (1995) e A.Piatelli e A.Scarano (1996). Uma revisão da variação dos dermatoglifos em pacientes com fibromatose gengival foi dada por estudos efectuados por

Skirinjaric J. (1989) e Baher Kuru et al (1991). Um estudo realizado por T.C.Hart et al (2000) concluiu que pelo menos 2 loci geneticamente distintos são responsáveis pela fibromatose gengival hereditária autossómica dominante. Num estudo efectuado por Hart T.C., Zany Y. e Garry M.C. (2002) concluiu-se que os doentes com fibromatose gengival hereditária têm uma proteína SOS defeituosa presente nas células de todo o corpo e não apenas na gengiva. Isil Saygun et al (2003) concluíram que o mecanismo subjacente à fibromatose gengival hereditária pode ser um aumento da biossíntese do colagénio e dos glicosaminoglicanos e não a proliferação celular. Enquanto Marmella Holz Hansen et al (2003) estabeleceram que os doentes com anomalias de desenvolvimento juntamente com fibromatose gengival podem indicar a presença de uma doença rara como a síndrome de Zimmermann-Laband.

CRESCIMENTO EXCESSIVO DAS GENGIVAS :

Ciclosporina-A e crescimento gengival excessivo :

Num estudo realizado por Michael S.Williamson et al (1994); Ceberi F. et al (1996) e Eralp Budunchi et al (2003), concluiu-se que a regulação da Interleucina-6 pelo C3A, o papel protetor do Antigénio Leucocitário Humano-DRl contra o crescimento excessivo da gengiva e o papel da Interleucina-15 podem ter um papel na patogénese do crescimento excessivo da gengiva, tal como avaliado pelos respectivos estudos. Num estudo realizado por Balcato-Bellimin A. et al (2003), concluiu-se que os receptores de integrina têm um papel a desempenhar nas doenças periodontais e no crescimento gengival induzido pela ciclosporina-A.

Fenitoína e crescimento gengival excessivo :

Concluiu-se num estudo realizado por Russell E. Dill et al (1993) que a fenitoína aumentava a expressão de C-sis, o gene para o fator de crescimento derivado das plaquetas-^, o que poderia ser um possível mecanismo para o crescimento gengival induzido pela fenitoína.

Genética e hipofosfatasia :

A associação de uma condição genética como a hipofosfatasia e a condição periodontal foi dada por relatos de casos realizados por Higashi Watanabe et al (1993) em que uma elevação do anticorpo sérico para P.gingivalis em pacientes com hipofosfatasia e por Plagmann H.C. et al (1994) em que os achados clínicos, histológicos e SEM de um caso são discutidos.

A genética como fator de risco :

Parte-se do princípio de que a genética actua como um fator de risco para a doença periodontal, o que foi concluído por estudos realizados por Newman H.G. (1997), Hassell T.M. e Harris E.L. (1995), Sirkka Asikainen (1997), Bryan S.Michalowicz (1994), Johnson N.W. et al (1988), Kornman K.S. (2001), Michael J.Aldred e P.Mark Bartold (1998), e Penny Hodge e Bryan Michalowicz (2001).

A associação entre a genética e várias entidades periodontais foi concluída com base em estudos familiares, tais como estudos de gémeos realizados por R.H.Potter (1980), Thomas H.Hassell (1992) e B.Michalowicz (1992). A utilização de modelos de previsão foi elucidada por James D. Beck (1994) e estudos sobre a relação entre irmãos e a condição periodontal foram efectuados por Van Der Velden U. et al (1993).

A última década centrou-se na avaliação das interleucinas como estando associadas à doença periodontal. Estudos efectuados sobre os polimorfismos da Interleucina-1 e a doença periodontal por Faizuddin M. et al (2003), Rawlinson A. et al (2003), Sakellari D. et al (2003), Kornman K.S. et al (1997), Michael K.McGuire et al (1999), Michael J.McDevitt (2000), A. Gustafsson et al (2001), Meisel P. et al (2003), Lang N.P. et al (2000), Mark L.L. et al (2000) provaram que a Interleucina-1 é um forte indicador da suscetibilidade à periodontite grave em adultos.

A não influência dos polimorfismos do gene da Interleucina-1 nos resultados da regeneração periodontal após a terapia de regeneração tecidular guiada em defeitos intra-ósseos foi elucidada por Christgan M. et al (2003), a utilização positiva dos alelos VDR na previsão da doença periodontal foi apresentada por Koji Inagaki et al (2003). A associação positiva entre o polimorfismo do gene da Interleucina-1 e a perda óssea peri-implantar em fumadores foi apresentada por Felontizis A. et al (2003). Os polimorfismos da Interleucina-6 e a periodontite foram apoiados por Trevilatto P.C. et al (2003). Os polimorfismos da Interleucina-10, Interleucina-4 e Interleucina-2 com a doença periodontal foram positivamente associados em estudos efectuados por Berglundh T. et al (2003), Scarel-Caminaga R.M. et al (2003) e (2002) respetivamente. Num estudo recente, concluiu-se que os polimorfismos do gene do Fator de Crescimento Transformador-Beta1 com a periodontite tinham uma associação negativa. Sergio Guzman et al (2003) concluíram que o alelo 1 da Interleucina-1 [3 (-511) e Interleucina-1 [3 (+3954)] estava sobre-representado entre diabéticos com doença periodontal. Num estudo realizado por Stein J. et al (2003), concluiu-se que as diferentes associações na periodontite crónica agressiva indicam diferentes susceptibilidades (factores de resistência para ambas as doenças). Chung HY. et al (2003) concluíram que o alótipo GM (23^-) pode ser um potencial fator de risco para a periodontite crónica.

Terapia génica e regulação génica :

Uma era em evolução na investigação genética é a aplicação deste conhecimento como uma solução para os problemas periodontais. Várias revisões efectuadas por P.Mark Bartold e Christopher A.G. McCullock (2000), H.C.Slavkin (1988, 1989, 1996), Gong Y. et al (2001), Bruce J.Baum, Simon D. Tran e Sriichi Yamano (2002), Bruce J.Baum e Brian C.O., Connell (1995), Arthur L.Yeager (2001), Bruce J.Baum e David J.Mooney (2000) avaliaram as implicações clínicas da terapia genética na medicina dentária como um todo e também, em alguns casos, em problemas periodontais em particular.

Num estudo realizado por Z.Ahu, C.S. Lee e K.M. Tejeda (2001), concluiu-se que o AD2/fator de crescimento derivado de plaquetas pode transduzir células derivadas do periodonto e promover uma atividade equivalente à do fator de crescimento derivado de plaquetas-Aa. A terapia genética das proteínas morfogenéticas ósseas para a engenharia de tecidos periodontais foi efectuada por Q-M Jin, O. Anusaksathein e S.A. Webb (2003).

Outros estudos :

Thomas H.Hassell et al (1994) apresentaram uma revisão dos dados obtidos sobre epilepsia desde 1981. Em estudos realizados por Thomason J.M. (1996) concluiu-se que a gravidade do crescimento gengival excessivo está significativamente associada ao fenótipo do Antigénio Leucocitário Humano-B37.

Outras condições :

Uma associação entre os grupos sanguíneos e a periodontite foi estudada por A.C. Pradhan et al (1971), que concluíram que pode haver uma base genética para a relação entre a doença periodontal e os grupos sanguíneos. Num estudo efectuado por Ralph S. Kashick et al (1980), concluiu-se que a periodontose é mais frequente nos grupos A e B e numa percentagem menor no grupo O. Foi observada uma redução significativa na frequência do antigénio L-A2 no grupo da periodontite.

Uma associação entre a disfunção dos neutrófilos, a diabetes mellitus e a periodontite grave foi estudada por J.A.McMullen et al (1981), tendo sido encontrada heterogeneidade em pacientes com periodontite adulta. Enquanto Sergid Guzman, Mamdash Karisma e Hwa-Ying Wang (2003) concluíram que o alelo 1 na Interleucina-ip (-511) e na Interleucina-1 [3 (+3954)] estava sobre-representado entre diabéticos com doença periodontal.

RESUMO E CONCLUSÃO

O desenvolvimento da periodontite num indivíduo depende da presença colectiva de uma série de factores de suscetibilidade num determinado momento. Quanto maior for o número de factores de suscetibilidade herdados por um indivíduo, maior será a predisposição genética e maior será a probabilidade de desenvolvimento precoce da periodontite. A maioria dos estudos provou uma associação de várias formas de periodontite com pacientes pertencentes a vários grupos étnicos/raças. É necessária mais investigação para elucidar a associação de vários factores de risco e hereditários simultaneamente na etiopatogénese da periodontite.

BIBLIOGRAFIA

DOENÇA PERIODONTAL E A-1-ANTITRYPSIN :

1. **Peterson R.J. e Marsh C.L. (1981):** A relação da antitripsina com a doença periodontal inflamatória. J Periodontol; 50 (1) : 31-35.
2. **Sandholm L., Saxen L. e Koistinen J. (1981) :** A-1-antitripsina sérica em pacientes com periodontite juvenil. J Periodontol; 52 (6) : 321-333.
3. **Scott D.A., et al (2002)** : Análise de dois alelos comuns de deficiência de a-1-antitripsina (PIZ e PIS) em indivíduos com periodontite. J Clin Periodontol; 29 (12) : 1118-1121.

SÍNDROMA DE PAPILLON-LEFEVRE :

1. **Cury V.F., Costa J.E. e Ganez R.S. (2002) :** Uma nova mutação do gene da catepsina C na síndrome de Papillon-Lefevre. J Periodontol; 73 : 307-312.
2. **KleinFelder J.W. e Topoll H.H. (1996) :** Achados microbiológicos e imunohistológicos num paciente com síndrome de Papillon-Lefevre. J Clin Periodontol; 23 : 1037-1038.
3. **Paghdiwala A.F. (1980) :** Síndrome de Papillon-Lefevre. J Periodontol; 51 (10) : 594-598.
4. **Soskolne A.W., et al (1996) :** Expressão parcial da síndrome de Papillon-Lefevre em famílias não relacionadas. J Clin Periodontol; 23 : 764-769.
5. **Torstein L (1982) :** Estudos imunológicos e metabólicos em dois irmãos com síndrome de Papillon-Lefevre. J Periodont Res; 17 : 563565.

ESTUDOS FAMILIARES :

1. **Boughman J.A., Astemborski J.A. e Suzuki J.B. (1992) :** Avaliação fenotípica da periodontite de início precoce em irmãos. J Clin Periodontol; 19 : 233-239.
2. **Boughman J.A., et al (1988)** : Problemas do teste de modelos genéticos na periodontite de início precoce. J Periodontol; 59 (5) : 332-337.
3. **Corey A.L., et al (1993) :** Doença periodontal auto-referida numa população de gémeos da Virgínia. J Periodontol; 64 : 1205-1208.
4. **Marazita M.L., Burmeister J.A. e Gunsolley J.C. (1994) :** Evidência de herança autossómica dominante e heterogeneidade específica da raça na periodontite de início precoce. J Periodontol; 65 : 623-630.

5. **Michalowicz B.S. (1994) :** Factores de risco genéticos e hereditários na doença periodontal. J Periodontol; 65 : 479-488.
6. **Michalowicz B.S., et al (1991) :** Achados periodontais em gémeos adultos. J Periodontol; 62 : 293-299.
7. **Michalowicz B.S., et al (1999) :** Bactérias periodontais em gémeos adultos. J Periodontol; 70 : 263-273.
8. **Michalowicz B.S., et al (2000) :** Evidência de uma base genética substancial para o risco de periodontite em adultos. J Periodontol; 71 : 1699-1707.
9. **Petit M.D.A., et al (1994) :** Prevalência de periodontite e suspeita de agentes patogénicos periodontais em famílias de adultos com periodontite. J Clin Periodontol; 21 : 76-85.
10. **Potter R.H. (1990):** Gémeos meio-irmãos: um modelo de investigação para a epidemiologia genética de doenças dentárias comuns. J Dent Res; 69 (8) : 15271530.
11. **Shapira L., Smidt A. e Van Dyke T.E. (1994) :** Manifestação sequencial de diferentes formas de periodontite de início precoce. Um relato de caso. J Periodontol; 65 : 631-635.
12. **Sofaer J.A. (1990) :** Aspeto genético no estudo das doenças periodontais. J Clin Periodontol; 17 97) : 401-406.
13. **Velden V.D., et al (1993) :** O efeito da relação entre irmãos na condição periodontal. J Clin Periodontol; 20 : 683-690.

PERIODONTITE E ANTIGÉNIO LEUCOCITÁRIO HUMANO

1. **Cullinan N.P., Sachs J. e Wolf E. (1980) :** A distribuição dos antigénios HLA- A e B em pacientes e suas famílias com periodontite. J Periodont Res; 15 : 177-184.
2. **Eizenberg S., Sela N.M. e Soskolene A. (1994):** HLA A9 e B15 estão associados à forma generalizada, mas não à forma localizada da doença periodontal de início precoce. J Periodontol; 65 : 215-223.
3. **Filatli E., et al (1996) :** Associação entre os antigénios HLA e a periodontite de início precoce. J Clin Periodontol; 23 : 563-566.
4. **Goteiner D. e Goldman M.J. (1984):** haplótipo do antigénio linfocitário humano e resistência à peridontite. J Periodontol; 55 (3) : 155-158.
5. **Holla L.J., et al (2001) :** Interacções dos polimorfismos dos genes da linfotoxina alfa (TNF-P), da enzima conversora da angiotensina (ECA) e da endotelina-1 (ET-1) na

periodontite do adulto. J Periodontol. 72 (1) : 85-9.

6. **Kaslick R.S., West T.L. e Chaseus A.J. (1975) :** Associação entre o Antigénio HL-A2 e várias doenças periodontais em adultos jovens. J Dent Res; 54 (2) : 424.
7. **Katz J., Goultschin J. e Benoliel R. (1987)** : Antigénio leucocitário humano (HLA) DR4. Associação positiva com periodontite de progressão rápida. J Periodontol; 50 (9) : 607-610.
8. **Nakagawa M. e Kurihara H. (1996) :** Estudo imunológico, genético e microbiológico de membros de uma família com periodontite de início precoce. J Periodontol; 67 : 254-263.
9. **Ohyama H., Takashiba S. e Oyaizu K. (1996):** os genótipos HLA de classe II associados à periodontite de início precoce - a molécula DQB1 confere primariamente suscetibilidade à doença. J Periodontol; 67 : 888894.
10. **Reinholdt J., Bay I. e Swejgaard A. (1956) :** Associação entre os antigénios HLA e a doença periodontal. J Dent Res; 10 : 1261-1263.
11. **Saxen L. e Koskimies S. (1984) :** Periodontite juvenil - sem relação com os antigénios HLA. J Periodont Res; 9 : 441-444.
12. **Stein J., et al (2003) :** Existem combinações HLA típicas que apoiam ou tornam resistente a periodontite agressiva ou crónica? J Periodont Res; 38 (5) : 508-517.
13. **Sumihara N., Fusanori N. e Hideki O. (1999) :** Variações intrínsecas únicas do gene HLA-DQB na periodontite de início precoce. J Periodontol; 65 : 379-386.

PERIODONTITE PRÉ-PÚBERE :

1. **Page R.C., Bowen T. e Altman L (1983) :** Periodontite pré-púbere.
   I. Definição de uma entidade clínica de doença. J Periodontol; 54 (5) : 257-271.
2. **Shapira L., Schlesinger M. e Bimstein E. (1997) :** Possível herança autossómica dominante da periodontite pré-púbere numa família alargada. J Clin Periodontol; 24 : 388-393.

DOENÇA PERIODONTAL E GRUPOS SANGUÍNEOS :

1. **Kaslick R.S., West T.L. e Chaseus A.I. (1980) :** Associação entre grupos sanguíneos ABO, antigénios HL-A e doenças periodontais em adultos jovens: um estudo de acompanhamento. J Periodontol; 51 (6) : 339-342.
2. **Pradhan A.C., et al (1971) :** A relação entre a doença periodontal e o grupo

sanguíneo e o estatuto de secretor. J Periodont Res; 6 : 294300.

3. **Vandana K.L. e Savitha S. (1995) :** Periodontite rapidamente progressiva. Um estudo clínico e hematológico. J Ind Dent Assoc. 66 : 3 : 82-83.

PERIODONTITE E NEUTROPENIA :

1. **Baehni P.C., Payot P. e Tsai C.C. (1983) :** Estado periodontal associado à neutropenia crónica. J Clin Periodontol; 10 : 222-230.

2. **Deasy J.M., Vogel I.R. e Sobrinho B.M. (1980)** : Neutropenia crónica benigna familiar associada a doença periodontal. J Periodontol; 51 (4) : 206-210.
3. **Genco R.J., et al (1986) :** Factores moleculares que influenciam os defeitos dos neutrófilos na doença periodontal. J Dent Res. 65 (12) : 1379-1391.
4. **Kristila V., Sewon L. e Laine J. (1993) :** Doença periodontal em três irmãos com neutropenia familiar. J Periodontol; 64 (4) : 566-570.
5. **McMullen J.A., Van Dyke T.E. e Horoszewicz H.V. (1981) :** Quimiotaxia de neutrófilos em indivíduos com doença periodontal avançada e uma predisposição genética para a diabetes mellitus. J Periodontol; 52 (4) : 167-173.
6. **Prichard J.F., Ferguson D.M. e Windmiller J. (1983) :** Periodontite pré-púbere afectando a dentição decídua e permanente num paciente com neutropenia cíclica. J Periodontol; 55 (2) : 114-122.

A GENÉTICA COMO FACTOR DE RISCO :

1. **Aldred M.J. e Bartold M.P. (1998) :** Doenças genéticas da gengiva e do periodonto. Periodontologia 2000 ; 18 : 7-20.
2. **Beck J.D. (1994) :** Métodos de avaliação do risco de periodontite e desenvolvimento de modelos multifactoriais. J Periodontol; 65 : 468-478.
3. **Chung H.Y., et al (2003) :** Genótipos do alótipo Gm (23) e do recetor Fcy como factores de risco para várias formas de periodontite. J Clin Periodontol; 30 (11) : 954-959.
4. **Hart T.C. (1996) :** Factores de risco genéticos para a periodontite de início precoce. J Periodontol 1996 ; 67 : 355-366.
5. **Hassell T.M. e Harris E.L. (1995) :** Influências genéticas na cárie e nas doenças periodontais. Crit Rev Oval Bio Med; 6 (4) : 319-342.
6. **Hodge P. e Michalowicz B.S. (2000) :** Predisposição genética para a periodontite em

crianças e jovens adultos. Periodontologia 2000 ; 26: 113-134.

7. **Johnson N.W., Griffiths G.S. e Wilton J.M.A. (1988) :** Deteção de grupos e indivíduos de alto risco para doenças periodontais. J Clin Periodontol; 15 : 276-282.
8. **Kobayashi T., et al (2000) :** O genótipo do recetor Fc y como fator de risco para a periodontite generalizada de início precoce em pacientes japoneses. J Periodontol; 71 : 1425-1432.
9. **Kobayashi T., et al (2001) :** O genótipo do recetor FCy como fator de risco para a periodontite crónica em pacientes crónicos. J Periodontol 2001 ; 72 : 1324-1331.
10. **Koboyashi T., Ito S. e Yamamoto Y. (2003) :** O risco de periodontite no lúpus eritematoso sistémico está associado aos polimorfismos do recetor Fcy. J Clin Periodontol; 74 (3) : 378-384.
11. **Kornman K.S. (2001) :** Os pacientes não são igualmente susceptíveis à periodontite: será que isto altera a prática dentária e o currículo dentário. J Dent Edu; 8 (65) ; 777-784.
12. **Newman M.G. (1997) :** Risco genético de doença periodontal grave. Compd Cont Edu Dent ; 18 (9) : 881-888.

TERAPIA GÉNICA E REGULAÇÃO GÉNICA :

1. **Bartold P.M. e McCulloch C.A.G. (2000):** Engenharia de tecidos: um novo paradigma para a regeneração periodontal baseado na biologia molecular e celular. Periodontologia 2000 ; 24 : 253-269.
2. **Baum B.J. e Connell B.C.O. (1995) :** O impacto da terapia genética na medicina dentária. J American Dent Assoc; 126 : 179-189.
3. **Baum B.J. e Mooney D.J. (2000)** : O impacto da engenharia de tecidos na medicina dentária. J American Dent Assoc; 131 : 309-318.
4. **Baum J.B., Tran S.D. e Yamano S.C. (2002) :** O impacto da terapia genética na medicina dentária. J American Dent Assoc; 133 : 35.
5. **Jin Q.M., Anusaksathien O. e Webb S.A. (2003) :** Terapia genética da proteína morfogenética óssea para engenharia de tecidos periodontais. J Clin Periodontol; 74 (2) : 202-213.
6. **Slavkin H.C. (1988) :** Regulação dos genes no desenvolvimento dos tecidos orais. J Dent Res; 67 (9) : 1142-1149.
7. **Slavkin H.C. (1989) :** Tecnologia de ADN recombinante e medicina dentária clínica.

Int J Prosthodontics; 2 (1) : 80-96.

8. **Slavkin H.C. (1996) :** Estamos prontos para a terapia genética clínica. J American Dent Assoc; 127 : 396-397.

GENÉTICA E HIPOFOSFATASIA :

1. **Plagmann H.C., et al (1994) :** Manifestações periodontais da hipofasfatasia - Relato de um caso familiar. J Clin Periodontol; 21 : 710716.
2. **Watanabe H., Umeda M. e Saki T. (1993) :** Estudos clínicos e laboratoriais de doença periodontal grave num adolescente associada a hipofosfatase - Relato de um caso. J Periodontol; 64 : 174-180.

POLIMORFISMOS DA INTERLEUCINA E PERIODONTITE:

1. **Armitage G.C., et al (2000) :** Baixa prevalência de um genótipo composto de interleucina-1 associado à periodontite em indivíduos de origem chinesa. J Periodontol; 71 : 614-171.
2. **Bach J.A., Wara-Aswapati N. e Auron P.E. (2001)** : Interleukin-1; Signal transduction - Current concepts and relevance to periodontitis. J Dent Res ; 80 (2) : 400-407.
3. **Berglundh T., Donati M. e Hahn-Zorii M. (2003) :** Associação de 1087 polimorfismos do gene IL-10 com periodontite grave em caucasianos suecos. J Clin Periodontol ; 30 (3) : 249-254.
4. **Caffesse R.G., et al (2002)** Efeito do polimorfismo do gene IL-1 numa população hispânica periodontalmente saudável tratada com cirurgia mucogengival. J Clin Periodontol; 9 (6) : 177-81.
5. **Caminaga R.M., Trevilatto P.C., Souzer A.P. (2002) :** Investigação de um polimorfismo da IL-2 em pacientes com diferentes níveis de periodontite crónica. J Clin Periodontol; 29 (7) : 587-591.

6. **Caminga R.M., Trevillatto P.C. and Souza A.D. (2003) :** Investigação do polimorfismo do gene IL-4 em indivíduos com diferentes níveis de periodontite crônica em uma população brasileira. J Clin Periodontol; 30 (4) : 341-345.
7. **Cattabriga M., et al (2001) :** Avaliação retrospetiva da influência do genótipo IL-1 na perda óssea radiográfica em pacientes periodontais tratados durante 10 anos. J

Periodontol; 76 (6) : 767-773.

8. **Christgan M., Ablanidis C. e Feldan A. (2003) :** Influência do polimorfismo do gene Il-1 na regeneração periodontal em defeitos intra-ósseos. J Periodont Res ; 38 (1) : 20-27.
9. **Christgan M., et al (2003)** : Influência do polimorfismo do gene da interleucina-1 na regeneração periodontal em defeitos intra-ósseos. J Periodont Res; 38 (1); 20-27.
10. **Colombo A.P., et al (1998) :** IgG sérica, nível, alótipo Gm (23) e receptores Fcy RIIa e FCy RIIIb na doença periodontal refractária. J Clin Periodonto; 25 : 465-474.
11. **Creandijk J., van K.N.I.V. e Velden I.D. (2002) :** Polimorfismos do gene do fator de necrose tumoral-a em relação à periodontite. J Clin Periodontol; 29 (1) : 28-34.
12. **Cullinan M.P., et al (2001) :** Um estudo longitudinal do polimorfismo do gene IL-1 numa população adulta geral. J Clin Periodontol; 28 : 1137-1144.
13. **DeSouza A.P., Trevilatto P.C. e Caminaga R.M. (2003) :** Análise do polimorfismo do promotor do TGF-^1 (C-509T) em pacientes com periodontite crónica. J Clin Periodontol; 30 (6) : 519-523.
14. **Diehl S.R., et al (1999) :** Ligação entre polimorfismos genéticos da interleucina-1 e periodontite de início precoce. J periodontal; 70 : 418430.
15. **Ehmke B., et al (1999) :** haplótipo da interleucina-1 e progressão da doença periodontal após terapia. J Clin Periodontol; 26 : 810-813.
16. **Faizuddin M., Bharathi S.H. e Rohini N.V. (2003) :** Estimativa dos níveis de IL-tp no GCF na saúde e na doença periodontal inflamatória. J Periodont Res ; 38 (2) : 111-114.
17. **Fassmann A., et al (2003)** : Polimorfismos no gene +252(A/G) linfotoxina alfa e os genes - 308 (A/G) TNF-a e a suscetibilidade à periodontite crónica numa população checa. J Periodont Res ; 38 (4) : 394-399.
18. **Feloutizis A., Lang N.P. e Tonetti M.S. (2003) :** Polimorfismo do gene IL-1 e tabagismo como factores de risco para a perda óssea peri-implantar numa população bem conservada. Clin Oral Implants Res; 14 : 10-17.
19. **Gillian M.P., et al (1998) :** Produção do fator de necrose tumoral a pelos leucócitos orais: influência do genótipo do fator de necrose tumoral. J Periodontol; 69 : 428-433.
20. **Gore E.A., et al (1998) :** Interluekin-1p +3953 alelo 2 : associação com o estado da doença na periodontite do adulto. J Clin Periodontol; 25 : 781785.

21. **Gustaffson A., Asman B. e Bergstrom K. (2001) :** Aumento da libertação de IL-1P dos monócitos em pacientes com periodontite crónica. J Dent Res ; 80 : 914-918.
22. **Guzman S., Karima M. e Wang H.Y. (2003) :** Associação entre o genótipo da interleucina-1 e a doença periodontal numa população diabética. J Periodontol; 74 (8) : 1183-1190.
23. **Hodge P.J., Riggi M.P. e Kinane D.F. (2001) :** Falha na deteção de uma associação com genótipos de IL-1 em caucasianos europeus com periodontite generalizada de início precoce. J Clin Periodontol; 28 : 430-436.
24. **Holla L.I., et al (2002) :** 5 polimorfismos no gene TGF-P 1 (TGF |3) na periodontite do adulto. J Clin Periodontol; 29 (4) : 336-341.
25. **Inagaki K., Krall E.A. e Fleet J.C. (2003)** : Efeito do TGF-0 1, IL-6 e interferão-y na expressão do tipo de periodontite. J Clin Periodontol; 74 (2) : 161-167.
26. **Jepsen S., Eberhard J. e Fricke D. (2003) :** Polimorfismos do gene da interleucina-1 e gengivite experimental. J Clin Periodontol; 30 (2) : 102-106.
27. **Kinane D.F., et al (1999) :** Análise de polimorfismos genéticos nos loci da interleucina-10 e do fator de necrose tumoral na periodontite de início precoce. J Periodont Res; 34 : 379-386.
28. **Kornman K.S., et al (1997) :** O genótipo da interleucina-1 como fator de gravidade na doença periodontal do adulto. J Clin Periodontol; 24 : 72-77.
29. **Kornman K.S., et al (1999) :** Genótipos de Interleucina-1 e a associação entre periodontite e doença cardiovascular. J Periodont Res ; 34 ; 353-357.
30. **Laine M.C., et al (2001) :** Polimorfismos da família de genes da interleucina-1, agentes patogénicos microbianos orais e tabagismo na periodontite do adulto. J Dent Res; 80 (8) : 1695-1699.
31. **Lang N.P., Tonetti M.S. e Suter J. (2000) ;** Efeito dos polimorfismos do gene IL-1 na inflamação gengival avaliada pelo sangramento à sondagem numa população de manutenção periodontal. J Periodont Res; 35 (2) : 102-107.
32. **Loos B.G., Leppers-Van De Straat F.G.J., Van De Winkel J.G.J., (2003) :** Polimorfismo do recetor Fc y em relação à periodontite. J Clin Periodontol; 30 (7) : 595-602.
33. **Mark L.L., Haffajee A.D. e Socransky S.S. (2000) :** Efeito do genótipo de IL-1 na expressão de IL-1|3 de monócitos em indivíduos com periodontite adulta. J Periodont

Res; 35 : 172-177.

34. **McDevitt M.J., Russell C.M. e Schmid M.J. (2003)**: Impacto do aumento do contacto oclusal, do genótipo da interleucina-1 e da gravidade da periodontite nos níveis de IL-1 |3 do GCF. J periodontal; 73 (9) : 1302-1307.

35. **McDevitt M.J., Wang H.W. e Knobelman C. (2000) :** Associação genética da interleucina-1 com a periodontite na prática clínica. J Periodontol; 71 (2) : 156-163.

36. **Meisel P., et al (2003)** : O polimorfismo da interleucina-1, o tabagismo e o risco de doença periodontal num estudo SHIP de base populacional. J Dent Res; 82 (3) : 189-93.

37. **Meisel P., Seigemund A. e Dombrowa S. (2002):** Tabagismo e polimorfismos do grupo de genes da interleucina-1 (IL-1a, IL-1P e IL-1 RN) em pacientes com doença periodontal. J Periodontol; 73 (1) : 27-32.

38. **Michael K., McGuire e Nunn H.E. (1999) :** Prognóstico versus resultado efetivo. IV. A eficácia dos parâmetros clínicos e do genótipo IL-1 na previsão exacta do prognóstico. J Periodontol. 70 ; 48-56.

39. **Papanou P.N., et al (2001) :** Polimorfismo do gene da interleucina-1 e estado periodontal. Um estudo de controlo de casos. J Clin Periodontol; 28 : 389396.

40. **Rawlinson A., Grummitt J.M., Walsh T.F. (2003) :** Interleucina 1 e níveis antagonistas do recetor no fluido crevicular gengival em fumadores pesados versus não fumadores. J Clin Periodontol; 30 (4) : 42-48.

41. **Sakellari D., Konkondetos S. e Arsenakir M. (2003) :** Prevalência dos polimorfismos IL-1A e IL-1B numa população grega. J Clin Periodontol; 30 (1) : 35-41.

42. **Sanctis M.D. e Zuchelli G. (2000)** :Interleukin-1 gene e estabilidade a longo prazo após terapia de regeneração tecidular guiada. J Periodontol; 71 (4) :

43. **Shaningur S.E., Sharma A. e Genco R.J. (2003) :** Associação do aumento dos níveis de fibrinogénio e do polimorfismo - 455GA do gene do fibrinogénio com a periodontite crónica. J Clin Periodontal; 74 (3) : 329-337.

44. **Shapira L., et al (2001) :** Polimorfismos genéticos da região promotora do Fator de Necrose Tumoral (TNF) - a em famílias com periodontite localizada de início precoce. J Periodont Res ; 36 : 183-186.

45. **Shirodaria S., Smita J. e McKay J.J. (2000)** : Os polimorfismos no gene IL-1A estão correlacionados com os níveis da proteína IL-1 a no FGC de dentes com doença periodontal grave. J Dent Res; 79 (11) : 1864-1869.
46. **Socransky S.S., et al (2000)** : Parâmetros microbiológicos associados a polimorfismos do gene IL-1 em pacientes com periodontite. J Clin Periodontol; 27 : 810-818.
47. **Soga Y., et al (2003)** : O gene do fator de necrose tumoral - a (TNF-a) - 1031 / -863, -857 polimorfismos de nucleótido único (SNPS) estão associados a periodontite grave em adultos no Japão. J Clin Periodontal ; 30 (6) : 524-531.
48. **Trevilatto P.C., Caminaga R.M. e DeBrito R.B. (2003)** : O polimorfismo na posição - 174 da IL-6 está associado à suscetibilidade à periodontite crónica numa população caucasiana brasileira. J Clin Periodontol; 30 (5) : 438-442.
49. **Walker J.S., et al (2000)** : Polimorfismos genéticos dos genes IL-1a e IL-1|3 em pacientes afro-americanos com LJP e numa população de controlo afro-americana. J Periodontol; 71 : 723-728.
50. **Waschul B., Herforth A. e Winkler R.S. (2003)** : Efeitos da placa bacteriana, do stress psicológico e do género na secreção crevicular de IL-1 |3 e IL-1 IrA. J Clin Periodontol; 30 (3) : 238-248.
51. **Yamazaki K., et al (2001):** Polimorfismos do promotor do gene da interleucina-10 em pacientes japoneses com periodontite adulta e de início precoce. J Clin Periodontol ; 28 : 828-839.

GENÉTICA E CRESCIMENTO GENGIVAL :

1. **Balcato-Bellemin A., et al (2003)** : Expressão de ARNs que codificam as subunidades de integrina alfa e |3 na periodontite em crescimento gengival com ciclosporina A. J Clin Periodontol; 30 (11) : 937-943.
2. **Buduneli E., Genel F. e Atilla G. (2003)** : Avaliação dos níveis de p53, bcl-2 e IL-15 no FGC de pacientes tratados com ciclosporina A. J Periodontol; 74 (4) : 506-511.
3. **Cebeci I., et al (1996)** : Avaliação da frequência dos determinantes HLA em pacientes com crescimento gengival excessivo - induzido pela ciclosporina A. J Clin Periodontol; 23 : 737-742.
4. **Dill R.E., Miller K. e Weil T. (1993)** : A fenitoína aumenta a expressão do gene da cadeia B do fator de crescimento derivado das plaquetas em macrófagos e monócitos.

J Periodontol; 64 : 169-173.

5. **Hassell T.M., Burtner P.A. e McNeal D. (1994) :** Problemas orais e aspectos genéticos de indivíduos com epilepsia. Periodontologia 2000 ; 6 : 68-78.
6. **Thomason J.M., et al (1996) :** Determinantes da gravidade do crescimento gengival excessivo em pacientes transplantados de órgãos - Um exame do papel do fenótipo HLA. J Clin Periodontol; 23 : 628-634.
7. **Williamson M.S., Miller K. e Rees T. (1994):** A ciclosporina A regula a expressão do gene IL-6 na gengiva humana: Possível mecanismo para o crescimento excessivo da gengiva. J Periodontol; 65 : 895-903.

SÍNDROMA DE DOWN :

1. **Izumi Y., et al (1983) :** Quimiotaxia de neutrófilos defeituosa em pacientes com síndrome de Down e a sua relação com a destruição periodontal. J Periodontol; 60 (5) : 238-242.
2. **Izumi Y., et al (1989) :** Quimiotaxia de neutrófilos defeituosa em pacientes com síndrome de Down e a sua relação com a destruição periodontal. J Periodontol; 60 (5) : 238-245.
3. **Reuland Bosma W. e Van Dijk L.J. (1986) :** Doença periodontal na síndrome de Down: uma revisão. J Clin Periodontol; 13 : 67-73.
4. **Tsilingaridis G. e Yual-Lindberg T. (2003) :** Níveis aumentados de PGE2 leucotrieno B4 e MMP-9 em GCF de pacientes com síndrome de down. Ata Odont Scand; 61 : 154-158.

FIBROMATOSE GENGIVAL :

1. **David Clark (1987) :** A fibromastose gengival e as suas síndromes relacionadas - Uma revisão. J Can Dent Assoc; 2 : 137-140.
2. **Giansanti J.C., Meckenzie W.T. e Owens F.C. (1973) :** Fibromastose gengival, hipertelorismo, obliquidade anti mongoloide, telangiectasia múltipla e pigmentação café com leite; uma combinação única de anomalias de desenvolvimento. J Periodontol; 44 (5) : 299-302.
3. **Gunhan O., Gardner D.A. e Bostanci H. (1995) :** Fibromatose gengival invulgar com achados histológicos invulgares. J Periodontol; 66 : 10081011.
4. **Hart T.C., Pallos D. e Bozzo L. (2000) :** Evidência de heterogeneidade genética para

a fibromatose gengival hereditária. J Dent Res; 79 (10) : 1758.

5. **Hart T.C., Zhang Y. e Gorry M.C. (2002) :** Uma mutação no gene SOS I causa fibromatose gengival hereditária. J Periodontol; 73 (5) : 471.
6. **Holzhansen M., Goncalves D. e Correa F.D.O.B. (2003) :** Um caso de síndrome de Zimmermann - Laband. Oliviera Bello Correa com dentes supranumerários. J Periodontol; 74 (8) : 1225-1230.
7. **Horning G.M., Fisher J.G. e Barker B.F. (1985) :** Fibromatose gengival com hipertricose - Relato de um caso. J Periodontol; 56 (6) : 344-347.
8. **Jorgensen R.J. e Cocker M.E. (1974) :** Variação na hereditariedade e expressão da fibromatose gengival. J Periodontol; 45 (7) : 472477.
9. **Kuru B., Yilmaz S. and Atasu M.(1991) :** Gingival fibromatosis : A clinical, genetic and dermatoglyphic study. Elsevier Science Publishers, Recent Advances in Periodontology, Vol.II.
10. **Piattelli A. e Scarvano A. (1996) :** Fibromatose hialina juvenil da gengiva - Relato de um caso. J Periodontol; 67 : 451-453.
11. **Saygun I. et al (2003) :** Fibromatose gengival hereditária e expressão do antigénio KI-67 - relato de um caso. J Periodontol; 74 (6) : 873-878.
12. **Skrinijaric I. e Bacic M. (1989) :** Fibromastose gengival hereditária: relato de 3 famílias e análise dermatoglífica. J Periodont Res; 24 : 303-309.
13. **Wynne S.E., Aldred M.J. e Bartold P.M. (1995) :** Fibromastose gengival hereditária associada a perda auditiva e dentes supranumerários - uma nova síndrome. J Periodontol; 66 : 75-79.

PERIODONTITE JUVENIL / PERIODONTITE AGRESSIVA LOCALIZADA :

1. **Hart T.C., Marazita M.L. and Schenkein H.A. (1991) :** No female preponderance in juvenile periodontitis after correction for ascertainment basis. J Periodontol; 62 (12) : 745-749.
2. **Hart T.C., Marazita M.L. e Schenkein H.A. (1992) :** Reinterpretação da evidência para a herança dominante ligada ao X da periodontite juvenil. J Periodontol; 63 (3) : 169-172.
3. **Jean Fourel (1972) :** Periodontose - Uma síndrome periodontal. J Periodontol; 43 (4) : 240-255.
4. **Leena Saxen (1980) :** Hereditariedade da periodontite juvenil. J Clin Periodontol; 7 :

276-285.

5. **Lopez N.J. (1992) :** Estudos clínicos, laboratoriais e imunológicos de uma família com uma elevada prevalência de periodontite generalizada pré-púbere e juvenil. J Periodontol; 63 : 457-468.
6. **Oyaizu K., et al (2003):** Identificação de mRNA para as várias isoformas da diacilglicerol quinase (DGK) em neutrófilos de pacientes com LAP. J Periodont Res; 38 (5) : 488-495.
7. **Page R.C., Vandesteen G.E. e Edersole J.L. (1985) :** Estudos clínicos e laboratoriais de uma família com uma elevada prevalência de periodontite juvenil. J Periodontol; 56 (1) : 602-609.
8. **Ruben M.P. (1979) :** Periodontose - Uma análise e clarificação do seu estatuto como entidade de doença. J Periodontol; 50 (6) : 311-315.
9. **Sbordone L., Ramaglia L. e Bucci E. (1990) :** Periodontite juvenil generalizada: Relato de um caso familiar seguido durante 5 anos. J Periodontol; 61 : 590-596.
10. **Spektor M.D., Vandesteen G.E. e Page R.C. (1985)** : Estudos clínicos de uma família que apresenta periodontite rapidamente progressiva, juvenil e pré-púbere. J Periodontol; 56 (2) : 93-101.
11. **Van Dyke T.E., Cianciola L.J. e Offenbacher S. (1985) :** Quimiotaxia de neutrófilos em famílias com periodontite juvenil localizada. J Periodont Res; 20 : 503-514.
12. **Wilson M.E. e Kalmae J.R. (1996) :** FcyR IIa (CD32) : Um potencial marcador que define a suscetibilidade à periodontite juvenil localizada. J Periodontol; 67 : 323-337.
13. **Yali Fu, Korostoff J.M. e Fine D.H. (2002):** Os genes dos receptores FCy como marcadores de risco para a periodontite agressiva localizada em afro-americanos. J periodontal; 73 (5) : 517-523.

TELANGIECTASIA HEMORRÁGICA HEREDITÁRIA :

1. **Everett F.G. and Hahn C.R. (1976) :** Teangiectasia hemorrágica hereditária com lesão gengival - Revisão e relatos de casos. J Periodontol; 47 (5) : 295-295.

GENÉTICA E DESENVOLVIMENTO DO PERIODONTO :

1. **Kamolmatyakul S., Chen W. e Li Y.P. (2001)** O interferão-y regula a expressão genética da catepsina K nos osteoclastos e inibe a formação de osteoclastos. J Dent Res. 80 ; 351-355.

2. **Reichen Berger E., Baur S. e Sukotjo C. (2000) :** A mutação do colagénio XII interrompe a estricção da matriz do ligamento periodontal e da pele. J Dent Res ; 79 (12) : 1962-1968.
3. **Sana K., et al (2003):** expressão genética de factores de diferenciação do crescimento no periodonto em desenvolvimento de molares de ratos. J Dent Res; 82 (3) : 166.
4. **Vishwanathan H.L., Berry J.E. e Foster B.L. (2003) :** Amelogenina: Um potencial regulador dos genes associados ao cemento. J Periodontol; 74 (10) : 1423-1431.

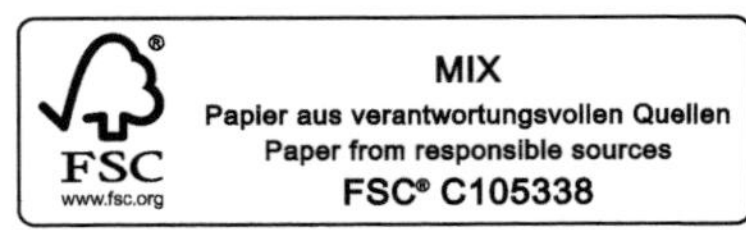

Printed by Books on Demand GmbH, Norderstedt / Germany